破除七大排毒迷思

中西融合獨家排毒養生法，讓你不用吃藥不生病

THE MYTHS OF THE 7 CHANNELS OF

DETOXIFICATION

李芬蘭
Fen-Lan Franny Lee
著

目錄
Contents

PART 2 大腸排毒

前言

養顏美容、減肥、「減重」、養生第一步——打開人體七大排毒管道

排毒本身屬於「廣義食療」範圍。人體有皮膚、肺臟、大腸、肝臟、腎臟、淋巴系統及血液七大排毒管道。不論養生、減肥、「減重」、改善過敏體質、養顏美容、提升免疫力、預防慢性疾病或防癌，最基本要能打開人體這七大排毒管道，使其暢通無阻，身體才能健康，並保持良好體態及精神狀況，也因此排毒市場歷久不衰。無論是「排毒營」，抑或是排毒用保健品、健康食品皆琳瑯滿目，爭議不休。

「排毒」因時、因地、因人而異，排毒和養生觀不可分割。排毒不僅是防癌的根源，更是預防精神疾病、抗老防衰、抗過敏、保持健康體態的基礎。錯誤的食療、養生、排毒觀念不僅無法達到此目標，反而適得其反。

本書主要協助讀者認識人體七大排毒管道，以及各排毒管道所需的營養素，並破除「排毒迷思」，以分辨充斥市場的「排毒營」及「排毒食療」、保健品、健康食品是否有利健康或反而傷害身體。

本書宗旨在於幫助讀者建立正確的養生觀，以預防疾病。故本書以個人在加拿大整合醫學領域（包含中醫學、自然醫學、印度吠陀醫學、歐洲順勢醫學、分子療法醫學、替代醫學、預防醫

學、營養學）數十年的臨床經驗，嘗試以完整的架構與多元化的知識，包括食療、穴位按摩、淋巴引流、藥浴、保健食品等方法協助讀者打開人體這七大排毒管道，進而達到預防疾病，永保健康，無疾而終。

註：

1. 中草藥、自然醫學、印度吠陀醫學使用的草本皆與歐洲順勢醫學有很高的重疊度。亞洲順勢醫學代表——中醫及印度吠陀醫學所使用的草藥在歐洲海權時代，列強爭奪亞洲殖民地時期傳入歐洲。馬可波羅時期也將中醫帶回義大利，影響義大利的順勢醫學發展深遠。
2. 分子療法醫學：營養補充品（健康食品）屬於分子療法醫學領域。這些營養素以高端生化科技由植物提取、製成人體極易吸收的分子結構，以治療各種疾病，這就是國際著名的「分子療法醫學」。營養補充品是替代醫學領域治病的主要「武器」，甚至連中草藥都被提取成分子結構。故國外的健康食品市場有許多營養素綁著分子結構的中藥提取，以提升療效。本書提到服用營養素時的劑量、化學或植物提取的營養素分子結構如何以英文區分、服後有哪些反應、應該如何選取營養素等皆屬於分子療法醫學領域。台灣許多食品廠皆稱作生化科技廠，使許多台灣人誤解國外的「生技廠」本質、技術與功能，如書中所提歐美各國的酵素製程及方法，就是屬於分子療法醫學領域。
3. 預防醫學：「排毒」的目的就是預防疾病，故排毒本身就是預防醫學領域。中醫更是國際公認的預防醫學鼻祖。
4. 替代醫學：西醫以外的醫學總稱，內容涵蓋了預防醫學。替代醫學之所以受到世界衛生組織的倡導、青睞就是因為其預防醫學的成效卓著。西方現代醫學受替代醫學、自然醫學的刺激後，也倡導以疫苗、健檢為首的預防醫學。由於台灣只有中醫、西醫資格認證，無中醫以外的替代醫學認證，國際間的各種替代醫學國際會議更不可能在台灣舉行，故台灣無法接觸到中醫以外的替代醫學。

自序

食安問題與錯誤的排毒認知
埋下癌症及慢性病的種子

中國人常說：「民以食為天。」傳統中華文化不僅講究美食，更講究食物組合及烹調方式的養生觀。「藥食同源」，這與傳統中醫學說「君、臣、佐、使」的中藥配伍方法不但有異曲同工之妙，更是中醫累積數千年的臨床經驗而總結的智慧養生觀。

現代人生活忙碌，雖然還是重視美食，卻少了傳統中醫的美食養生文化。現在的美食講究口味、口感及視覺效果，這令業者不惜犧牲大眾健康而在食物中添加各種食品添加劑如著色劑、化學染色劑、化學香料等，甚至在保健品中也添加具有化學成分的添加劑，如起雲劑、塑化劑。問題食品層出不窮，含農藥超標及致癌物的雞蛋、水果、茶葉、肉類、加工食品、餐點、外食、香料、調味料、甚至健康食品，更是在不知不覺中被廣泛大眾食入。不斷出現的食品安全危機讓人難以放心。

由於台灣食品安全頻繁出問題，故僅將 2004 年以來，政府公告較為嚴重、屬系統性的台灣食安問題整理如下，相信讀者便能明白為何慢性肝炎、洗腎、肝癌及大腸癌會成為台灣人，甚至是華人的通病。

不僅是台灣近年來接連不斷的食安風暴，包括日本、美國、歐盟在內的國家放寬食物中農藥殘餘及污染物限量規定，都嚴重影響消費者對食品及保健品安全的信心。特別是罹患肺癌、大腸癌與肝癌的機率近幾年不斷攀升，讓人更擔心罹癌問題，這也令大眾不免對排毒新知及養生保健有強烈需求，希望能藉由排毒、食療或保健品提高人體免疫力，以確保健康，降低罹癌風險。

由於一般大眾普遍缺乏完整的排毒、養生食療常識與保健品知識，難免讓一些自稱權威、專家的非專業人士任意炒作「排毒營」，將斷食、橄欖油排膽結石、瀉藥、各種「發汗」方法與肝膽排毒、大腸排毒、血液淨化混為一談。不論是腸道益菌、酵母菌、纖維素、酵素，甚至生機飲、番瀉葉、蘆薈、橄欖油、檸檬汁，都被宣稱為排毒保健品，而使得食安問題與錯誤的排毒認知在大眾體內悄悄地埋下癌症及慢性病的種子。

本書依據個人在 2015 年發表的《食林改錯》一書內容進行調整，並增加當今養生最熱門的話題及符合大眾需求的排毒知識而予以重新編輯，期盼提供讀者更完整及系統化的排毒、養生、保健架構與新知。

台灣食安問題事件表

年分	食安問題
2004 年	• 壯陽藥、咖啡被檢驗出違法添加壯陽西藥犀利士成分。 • 連鎖便利商店的三明治、生菜沙拉含有超標生菌數，沙拉醬摻有二氧化硫。
2005 年	• 滷蛋滷汁的防腐劑含量超出標準值。 • 黑心滷味使用合成醬油醃製。
2008 年	• 茼蒿檢驗出含 4 種違規的劇毒農藥殘留，包括致癌和引發抽搐的芬普尼、雙特松。 • 合法釀酒工廠將可導致失明的有毒工業酒精假冒食用酒精調製高粱酒、米酒等。 • 著名提神飲料被檢出含有高濃度的防腐劑，但並未標明於瓶身。
2009 年	• 以工業防腐劑福爾馬林浸泡菜脯。 • 發霉香菇、死豬肉製作貢丸、花枝丸。 • 烏龍茶殘留具致癌性的農藥「氟芬隆」及可能造成神經病變的「愛殺松」。 • 戴奥辛鴨事件。 • 上萬公斤致癌的工業用鹽充當食用鹽。
2010 年	• 油豆腐中含有防腐劑苯甲酸的比率超過標準。 • 干絲含有過氧化氫殺菌劑過多殘留。 • 連鎖店紅茶包含致癌物「香豆素」。 • 反式脂肪逾標準卻未標示。
2011 年	• 肉品被檢測出含瘦肉精。 • 飲料、食品違法添加有毒塑化劑 DEHP。 • 毒澱粉食品安全事件。 • 「非供人食用」的過期奶粉，製成羊、牛奶、調味乳和兒童奶粉。 • 醬油含致癌物「單氯丙二醇」超標。 • 市售之粉圓、粄條等產品，不當添加工業用黏著劑「順丁烯二酸酐」。
2013 年	• 紅麴米、紅麴酵素錠、紅薏仁等食品中，檢驗出過量的橘黴素、黃麴毒素。

2013 年	• 連鎖漢堡店銷售之馬鈴薯類商品，含高量的致毒物質「龍葵鹼」。 • 食用油添加低成本葵花油及棉籽油混充，且添加銅葉綠素調色。 • 粉圓、魚板、溼海帶、涼麵等違規使用著色劑「銅葉綠素」、「銅葉綠素鈉」。
2014 年	• 茶葉蛋殘留抗生素氟甲磺氯黴素和脫氧氫四環素。 • 食品改換包裝並竄改有效日期。食品廠使用過期原料（大豆分離蛋白）製造產品。使用過期乳漿原料製作霜淇淋。使用過期食材改製或改標成熟食販售。 • 禽畜、貢丸用藥超標，含非法禁藥氯黴素。 • 水產品殘留致癌禁藥孔雀綠，中國大閘蟹驗出氯黴素。 • 餿水油、回鍋油、動物屍油（化製場回收動物屍體焚燒過程產生的油）、飼料油混充食用油案。 • DEHP、DINP、DBP 塑化劑。
2015 年	• 在多家早餐店的漢堡肉、蛋中，驗出動物用抗生素馬杜拉黴素、抗菌藥歐美德普、驅蟲劑乃卡巴精與硝基呋喃。 • 胡椒粉、胡椒鹽、辣椒粉、咖哩粉、藥品賦形劑、胃散驗出工業用碳酸鎂。工業用碳酸鎂長期食用可累積神經及肝腎毒性，引發心血管疾病、腎衰竭、肝癌。 • 以工業用亞硝酸鈉製成熱狗、火腿、培根等肉品，販售給多家餐廳和早餐店業者。
2016 年	• 市售生鮮蝦仁、蝦子驗出漂白劑二氧化硫超標、致癌甲醛和禁用抗生素。 • 過期雜糧以化學藥劑磷化鋁消毒、除蟲後，重新包裝、改標再度販售，流入諸多量販店、超市及大型連鎖賣場。
2017 年	• 毒雞蛋：食藥署在雞蛋檢驗出含過量戴奥辛、農藥芬普尼，遍及彰化縣、南投縣、台中市、高雄市、台南市、嘉義縣、屏東縣蛋雞場，流至下游全台 13 縣市多家蛋商、餐廳及早餐店。 • 16 萬罐過期感冒藥改標重賣。 • 鹹鴨蛋檢出蘇丹紅。
2018 年	• 逾期食品添加物，製成布丁粉等各式食品原料，售予下游食品業者。

2018 年	• 回收不良蛋加工成液蛋產品，販售到桃竹苗等三縣市的餐飲業及烘焙坊。
2019 年	• 逾 4.6 萬台斤（相當 46 萬顆）雞蛋檢出農藥芬普尼含量超標，多數違規蛋品已被民眾吃下肚。
2020 年	• 嬰幼兒米餅重金屬殘留。
2021 年	• 政府開放添加瘦肉精萊克多巴胺的美國豬肉進口。
2022 年	• 衛福部修正「農藥殘留容許量標準」，刪除陶斯松 32 項殘留容許量。
2023 年	• 台農蛋品巴西進口雞蛋洗選包裝，標示雞蛋的保鮮日期過長。
2024 年	• 辣椒粉含致癌物蘇丹紅，製成各式產品流竄全台。

皮膚排毒

PART 1

Chapter
01

破除發汗排毒等同皮膚排毒之迷思——流汗越多並非表示排毒越徹底

（一）桑拿、熱瑜珈、沙療發汗排毒法提高氣喘、便秘、不孕機率

桑拿（Sauna）

「Sauna」一詞源於芬蘭語，意指芬蘭浴、小木屋、澡堂、浴室等。傳統桑拿就是讓人在一個封閉的木屋內用乾蒸气或水蒸气熱蒸出汗，進行發汗療養或保健的一種方式。桑拿源於芬蘭至少有二千年的歷史。

桑拿房的平均溫度約攝氏 70 至 80 度，有時甚至高達攝氏 90 度。在墨西哥和中美洲國家，原住民的桑拿房通常是由黏土或石頭蓋成，而不是木材，但仍稱為「發汗小木屋」。主要是將草藥或各類藥用植物置於熱源上以治療特定疾病，傳統桑拿房的

熱源通常為石頭。在北美洲，發汗小木屋象徵子宮，因此經常利用傳統桑拿幫助分娩。

對照傳統中醫學與印度阿育吠陀醫學的治療方法，桑拿相當於「汗法」，也就是以熱擴張血管、加速血液循環，達到發汗為目的。出汗因為可以協助皮膚排毒、代謝壓力荷爾蒙、去水腫而達到減重與紓解壓力，因此現代桑拿便讓商家操作成排毒、紓壓、治療失眠與減肥的利器。

熱瑜伽（Hot Yoga）

近幾年來，熱瑜伽可說風行國際，並受到無數推崇，拜無遠弗屆的網路宣傳魅力所賜，在網路上隨意查詢「熱瑜伽」，就可以看到具有排毒、減重、健身、紓壓，治療各種關節炎、避免骨質疏鬆、促進血液循環、提升心肺功能、強化心臟，甚至增強免疫力、延緩老化等諸與事實不盡相符的資訊。不僅如此，還可能相違背。

「熱瑜伽」起源於 1970 年代的 Bikram Yoga，創始人為 Bikram Choudhury。熱瑜伽或稱高溫瑜伽，由二十六個姿勢組成，在攝氏 40 度與溼度 40% 的房間裡依序完成這二十六個動作。其理論和桑拿相同，都是以熱擴張血管、加速血液循環，使筋骨軟化，肌肉鬆弛而更便於伸展，以利於依序完成全部動作，並減少運動傷害，達到發汗為目的。

因為能排出大量的汗水，讓熱瑜伽儼然成為排毒、減重、健身、紓壓的利器。有些人在學習熱瑜伽後，體重的確減輕，關節炎似乎獲得改善，但有些人關節炎不但更惡化，身體更虛弱，還出現氣短、氣喘、心悸、胸悶、排尿困難、便秘、全身水腫等諸多症狀。

我有些女性、年輕病人因為學習熱瑜伽造成心悸、氣短、排尿困難、全身水腫、經期紊亂、便秘而來就診。有位病人是加拿大合格的資深瑜伽老師，尤其推崇熱瑜伽，但卻不知為何投入熱瑜伽後身體健康狀況越來越差，出現身熱、汗出、經期紊亂、經血變少、熱潮紅、便秘等症狀，感冒頻率也增加。只要學生有輕微的感冒，她一定被傳染，感冒症狀也比以前嚴重，甚至有幾次發展成慢性支氣管炎，服用西藥數個月也不見效。

又有位才二十八歲卻患有不孕症的年輕病患，經西醫診斷為生殖器官提早老化而無法受孕，經過一年多的荷爾蒙治療仍無效，轉而尋求中醫治療。病人的脈象異常浮表、細、急速與不規律，舌周圍明顯紫黑。性情易怒，難以控制脾氣，半夜身熱、盜汗，經常口渴、頭痛、眼睛乾澀，尿短少，患有嚴重的慢性便秘，一週才排一次便，並常常腹痛。經血量非常少，伴有血塊，行經期僅維持三天。

觸診時我發現患者身體異常的熱，經詢問得知她學習熱瑜伽二年多，並因此瘦了五公斤，開始有經常性口渴與心悸，稍一生氣或緊張，心跳就加速、感覺心慌。雖然後來暫停熱瑜伽，並大量補充飲水及蔬果，但這些症狀並未獲得改善。

其實醫學研究早已證實，溫度過高時，可以殺死精蟲，降低精蟲數量及生命力。不論是女性體溫過高或外在環境溫度過高，都不利於精子生長，當然也不利於卵子發育。普遍來說，熱瑜伽容易造成身體津液不足，並不適合準備懷孕者。

沙療（Sand Therapy）

也是一種汗法。沙溫一般不超過攝氏 60 度，是維吾爾民族傳統醫療文化遺產。明代李時珍在其著作《本草綱目》金石之四河砂篇中載有：「風溼頑痺不仁，筋骨攣縮，冷風癱瘓，血脈斷絕。六月取河砂，烈日曝令極熱，伏坐其中，冷即易之。取熱徹通汗，隨病用藥。切忌風冷勞役。」這段文章廣被現在的沙療業者大肆宣傳，將沙療用以治療關節炎與排毒，然而《本草綱目》中的砂療法其實有別於現今的沙療法。

砂療

在明代之前就已被用來治療風溼性關節炎與痺症。中醫認為，風溼性關節炎與痺症通常由風、溼、寒三種邪氣所造成。因此利用河砂曝晒在烈日之下所產生的熱度驅除體內寒性，促進血液循環，使身體發熱，全身產生微汗，再藉此排出體內溼氣。這與日前盛行的沙療房，標榜能治療慢性疲勞、肢體痠困、慢性腰腿痛、坐骨神經痛、脈管炎、慢性消化道疾病、肩周炎、軟組織損傷、高血壓等有很大的差異。

「取熱徹通汗，隨病用藥」這句話常遭誤解或忽略。「取熱徹通汗，隨病用藥」並非指利用河砂曝晒在烈日之下所產生的熱度使全身大汗淋漓，也不是出完汗後就能不藥而癒，而是「隨病用藥」。也就是出完汗後還得以中醫辨證為基礎，依著疾病的性質而採用中藥治療。

> **痺症•**
>
> 由風、寒、溼、熱等引起的肢體關節和肌肉痠痛、麻木、屈伸不利等症狀的病證。

（二）皮膚排毒與「汗法」的正確使用

人體藉由「汗出」來調節體溫，將熱隨汗經由皮膚發散，以維持體溫恆定值。**皮膚是人體最大的器官，也是人體最大的散熱器，其功能可視為人體第三個腎臟，協助腎臟代謝水液，排除毒素**。人體有七大排毒管道，皮膚只是其中之一，還有肺、大腸、肝臟、腎臟、血液及淋巴系統。

皮膚除藉由出汗的方式散熱，還能將某些毒素隨汗排除，這些毒素包括酒精、壓力荷爾蒙、石化製品、食品添加劑、BPA與重金屬殘餘，如汞、鎘、鉛等。汗出的首要條件必須加速血液循環、促進新陳代謝、提升熱能產出，才能將皮膚上的毛孔打開，也是發汗必備的生理條件。

印度阿育吠陀醫學常用薑黃或生薑來發汗，傳統中醫或經方派中醫則常以麻黃與桂枝相須來達成這種生理條件以誘導汗出。美國有些販售減肥健康食品的廠商以此當作賣點，在過分操作下，雖然讓麻黃紅遍市場一段時間，但因為廠商對麻黃性味的一知半解與消費者普遍認識不足下，竟造成某些消費者服用後引發心肌梗塞而死亡的案例，最後讓美、加政府下達禁制令，麻黃成為禁藥。中醫又無辜牽連受累。

中醫四大經典之一的《神農本草經》，將麻黃列於中品，而未列上品，就是因為麻黃具有毒性，並非補品，藥性完全無補性，必須經過中藥特殊炮製方可使用，煎藥時更講究去上沫，以去毒性，更不可以長時間服用，病癒後得立即停止。

麻黃在美國健康食品市場掀起的減肥旋風與結果，讓從事健康產業的專業人員更加謹慎草藥的運用與學習。許多用藥醫療糾紛之錯不在草藥本身，而在用藥的人對草藥的無知或一知半解。桑拿與熱瑜伽對身體造成的傷害也是相同的道理。

在傳統中醫學的治療方法中，「汗法」用以治療上部水腫與高燒不退且並無汗出的情況。施行的先決條件是病人必須身體不虛，倘若有貧血嚴重、氣虛、氣短、動則汗出、疲勞，或嚴重怕冷、畏寒、四肢冰冷的體質都不可以採用。這便是傳統中醫學說的「麻黃九禁」要旨。

中醫治病講求因時、因地、因人制宜。不同地區因地理環境差異，氣候、溼度都不同，生長植物也不同，人的體質當然更不會相同。天乾地燥的季節，人的皮膚通常較為乾燥，容易罹患乾疹，自然也較不適合桑拿、熱瑜伽或沙療。

中醫有云：「汗為心之液。」又云：「過熱氣外泄。」又有氣虛者，發汗後卻氣虛到極致，導致汗出不止竟氣絕身亡。這點相信學習中醫者都知道。經方張仲景名方「大青龍湯」使用時必須特別小心，避免發汗太過傷其氣，甚至造成氣脫而亡，乃因為氣隨汗出太過之故。因此桑拿、熱瑜伽與沙療可能導致心力衰竭或心悸、心慌、氣短，皆因過度出汗損傷心氣，甚至心血。

因為氣血同源，若從營養學與生理解剖學的角度來看，汗出時必定攜帶體內大量的礦物質與維生素一併排出，而導致電解質流失。這點和運動員運動流汗後大量補充鈉鉀電解質與礦物質、維生素的道理相同。鈉鉀電解質由腎臟主導操控血壓。

再者，汗出過多也可以造成脫水現象。脫水現象產生的症狀反應有口渴、關節痠痛、疲勞、無力感、心跳過速、心慌、心悸、排尿困難、頭痛、頭暈目眩等。

有病人做完桑拿後中風。由於身體處在過熱的環境致使體溫過高時，人體會大量出汗以維持體溫恆定值，因此造成脫水，甚至中風、休克。桑拿、熱瑜伽、沙療等「汗法」的使用必須謹慎，甚至是運動也不能汗出過量，特別是向來體質虛弱易病的人，多不適合這類「汗法」。

BPA •

雙酚 A（Bisphenol A）又稱為酚甲烷，為一種化工原料，是環境常見的毒性化學物質。

（三）運動排汗過量埋下心肌血管疾病的種子——「汗為心之液」

加拿大人稱冰上曲棍球（Hockey）為 Power Play，因為冰上曲棍球非常激烈，運動過程會造成大量汗出。我有許多病人是業餘冰上曲棍球選手，有的病人從三歲開始打冰上曲棍球，年過五十仍然維持每週打一到二次，可想而知加拿大人對冰上曲棍球的熱愛程度。

這些病人脈象普遍遲緩、不規律，心脈沉、軟無力，舌體胖大，並伴有齒痕。他們無論是何種族裔，一致認為運動若沒有大量流汗，便沒有達到運動排毒的目的。

「汗流越多，排毒量越大，越有利於健康，更可促進心肺功能，提升能量產出」的觀念並不全然正確。這些病人原來找我大多是治療關節炎或關節損傷，但經過脈診，卻發現他們普遍具有心肌血管問題。

病患普遍在打完球後感到肩胛骨痠痛、特別是左肩胛骨處，並偶爾感到胸口有如針扎的短暫性疼痛，因為這種短暫性疼痛通常持續不過數秒鐘，於是容易被忽略，這其實是標準的心絞痛症狀。

「汗為心之液」，汗與血液的基礎物質都是水，因此汗與血液有密切關係。心臟負責人體血液循環，因此，汗與心臟也有密切關係，所以傳統中醫說：「汗為心之液。」大汗淋漓損傷「心血」，因為「汗血同源」。然而氣、血又同源，因此大汗淋漓不僅損傷「心血」，還損傷「心氣」。如此流經心臟的血不僅受影響，連心臟的能量都受到影響。經過我的解釋，患者才恍然大悟。終於明白為何經常在打完球後，莫名其妙地覺得心慌，甚至心悸。我有位病人也因為打完冰上曲棍球後肩胛骨痠痛異常，無法入眠，只好到醫院急診，經西醫診斷確認為心肌梗塞。

運動以微微出汗較合適。大汗淋漓通常損傷心氣與心血，埋下未來心肌血管疾病的種子。

Chapter 02

居家泡澡皮膚排毒法

（一）居家泡澡，幫助皮膚排毒——桂枝鹽浴

臨床上若遇到一些病人很少流汗，或甚至不流汗，我通常會建議每週泡一次桂枝鹽浴，以幫助皮膚排毒，特別是在冬天或天氣寒冷的時候。泡桂枝鹽浴能排除壓力荷爾蒙、食品添加劑、BPA 與重金屬等，經科學實驗證實，這些毒素藉由出汗從皮膚排除較由血液排除要快，排出的量也較多。

桂枝鹽浴

材料• 百分之百有機蘋果醋 250c.c.，喜馬拉雅山岩鹽 250 公克，桂枝 20 公克。

作法•

1. 將桂枝以冷水燒開，只取桂枝湯備用。
2. 將桂枝湯、喜馬拉雅山岩鹽與有機蘋果醋同時加入浴缸熱水中攪拌，至喜馬拉雅山岩鹽幾乎完全溶解，即可入浴。
3. 沐浴時間以 45 分鐘為限，不可少於 20 分鐘。

注意事項•

1. 浴缸水溫為人體可以承受的最大極限，溫度過高容易燙傷，溫度過低則無法發汗。
2. 浴缸水的深度以淹過肚臍為準，絕對不能高於心臟。
3. 孕婦、有高血壓與皮膚病者，不適合桂枝鹽浴。

（二）桂枝鹽浴成分及操作方法說明

桂枝

中醫認為桂枝能「溫經通陽、利水行瘀，開衛分之邪」，簡單的說，就是能溫暖體表，促進血液循環，幫助打開毛孔，排除體表廢物。

喜馬拉雅山岩鹽

因為皮膚排毒必須藉由出汗的方式排除體內毒素，但當體內毒素隨著汗液排出人體時，體內的礦物質與微量元素也將同時隨著汗液排出，這會造成人體礦物質與微量元素的流失，因此流完汗必須補充流失的礦物質與微量元素。喜馬拉雅山岩鹽呈玫瑰色，為泡鹽浴最好的選擇，因為喜馬拉雅山岩鹽含豐富的礦物質，特別是微量元素。藉由泡澡，可以讓岩鹽中豐富的礦物質與微量元素直接由皮膚中的毛孔攝入人體。

蘋果醋

蘋果醋有較好的收澀作用，可避免發汗過多，造成大汗淋漓，損傷心氣，影響心臟功能。

天然鎂鹽（Epsom Salt）

高壓力族群或肌肉緊繃者，可以使用天然鎂鹽（Epsom Salt）取代喜馬拉雅山岩鹽。鎂鹽顧名思義為一種鎂含量很高的鹽，又名瀉鹽。因為高劑量的鎂具有放鬆全身肌肉，達到排便、舒眠、鬆弛神經的目的。

水位要高於肚臍

肚臍在中醫稱為神闕穴，位於任脈，與督脈的命門穴平行。

神闕為治腹痛、腹瀉、消化不良的主要穴位。肚臍有很好的吸收率，胎兒在母體中時，便靠臍帶吸取母體營養，得以生長發育。鹽浴時水位高於肚臍，藉肚臍的吸收率，加速並提升喜馬拉雅山岩鹽中礦物質與微量元素的吸收，也可守護身體陽氣，避免汗出時，氣隨汗出，損傷陽氣，因而洗完鹽浴後反倒覺得累。

水位不能高於心臟

水位不能高於心臟，則是預防心臟承受不了熱。中醫認為：「心為君主之官，主火，為陽中之陽，本氣熱。」也就是說心臟是人體極為陽剛的器官，本身就很熱，因此要避免心臟過熱。過熱可能引發休克。

四十五分鐘為限

沐浴時間以四十五分鐘為限，避免發汗太過，損傷心臟，不可少於二十分鐘，則是避免發汗不夠，體內毒素無法排出。

大腸排毒

PART 2

Chapter

03

破除緩瀉劑促進大腸排毒之迷思

（一）排便不等於大腸排毒

大腸排毒

大腸排毒可以視為人體的基礎排毒之一，身體許多廢物和毒素必須藉由糞便得以排出，如過多的膽固醇、膽汁、重金屬與鈣質等。

便秘會讓人體中的膽固醇經由大腸壁吸收後，再回收到血液中，增加「高膽固醇」風險，也會讓過多的膽汁經由大腸壁吸收後，提升膽結石的發生率。而重金屬殘留在人體，輕則引發關節炎，重則造成肝腎纖維化。由此可知慢性便秘嚴重影響健康，故而大腸排毒廣受重視。排便也因此常被養生市場炒作為大腸排毒，使不少人將排毒與排便混為一談。

（二）瀉藥、緩瀉劑與「瀉下藥」——適合慢性便秘者服用的火麻仁

對西醫與阿育吠陀醫學來說，瀉藥又可稱為緩瀉劑（Laxative、Purgative），作用為「引起排便」。傳統中醫使用瀉藥較阿育吠陀醫學更為嚴謹，凡能引起腹瀉或滑利大腸、促進排便的藥物，在中醫都稱作「瀉下藥」。

傳統中醫將瀉下藥依其功能與強弱區分為「攻下藥」、「潤下藥」與「峻下逐水藥」。顧名思義，「攻下藥」、「峻下逐水藥」比較峻猛，藥性偏寒，除了能引起腹瀉、排便外，還有清熱的作用。這類藥不宜久服，更不適合體質虛弱的人服用，即使體質虛弱者必須服用時，也應該配伍一些補虛藥。當排便的目的達成後，就必須立即停止使用，否則可能讓體質更虛。

中醫「攻下藥」

蘆薈、番瀉葉、芒硝、大黃等瀉藥在中醫稱為「攻下藥」。大黃味苦性寒，為苦寒攻下藥，具有瀉下通便、瀉火解毒、清熱解毒、涼血止血等作用。蘆薈葉藥性亦苦寒，瀉下通便的作用很強，刺激性甚至比大黃還強。「攻下藥」必須謹慎使用。

中醫「潤下藥」

火麻仁是近年來一個新興的熱門纖維商品，又稱大麻籽或漢麻籽。中藥將其歸類為「潤下藥」，主要作用在滑利大腸，促進

排便，但不會引起腹瀉。

火麻仁

富含人體無法自行合成的必需氨基酸與必需脂肪酸 Omega-6、Omega-3、膳食纖維、多種維生素與 B 群，包括菸鹼酸（維生素 B3）、葉酸（維生素 B9）、維生素 B1、B6 等，卻不含麩質（Gluten）與胰蛋白酶抑制成分（Trypsin Inhibitor），所以很容易消化與吸收，頗受西方人士喜愛，是幫助排便的首選食物。

由於火麻仁是極少數含有完整蛋白質的植物，並具有很高的膳食纖維，營養價值較高又利於排便，且作用較溫和，西方人喜歡將脫殼火麻仁做成涼拌沙拉，甚至當零食直接食用。不少素食主義者將脫殼火麻仁作為補充蛋白質的主要來源。

中藥學認為火麻仁：「性甘平，略偏溫性，質潤多脂，能潤腸通便，兼有滋養補虛作用。適用於老人、產婦及體弱津血不足的腸燥便秘證。」即便如此，對孕婦、克隆氏症或慢性腹瀉患者，則仍需謹慎食用量。網路資訊常將火麻仁過度宣導成適合各種體質服用的健康食品，實不恰當。

根據我個人臨床經驗，火麻仁含高量必需脂肪酸，許多克隆氏症患者因為無法消化吸收脂肪酸，而造成慢性腹瀉。屬於陽虛、體質較寒、白帶過多的婦女或孕婦食用過多或次數頻繁，也有可能引發滑胎或使白帶問題更加嚴重。

印度阿育吠陀醫學將人的體型分成 VATA（瘦小乾癟型）、

PITTA（中等型）、KAPHA（壯碩結實型）等三種基本類型，不是任何體型的人罹患便秘，都可以服用瀉藥來加以改善，VATA 體型的人必須謹慎使用任何瀉藥，否則可能使身體更虛弱。

註：所有氨基酸的譯名，台灣學術界統一用「氨」，如：半胱氨酸、甘氨酸。氨基酸代謝後的產物則譯成「胺」，如多巴胺。

(三) 濫用緩瀉劑提高不孕機率——蘆薈、番瀉、大黃的濫用

台灣和中國的食療養生界與保健食品界獲利最高、噱頭最多、品項最豐富的莫過於排毒市場。爭議最大的應屬大腸排毒和肝膽排毒。十多年前曾經在台灣紅極一時，也鬧出過人命的「橄欖油排膽結石法」，目前在中國依然熱門。曾經受邀到北京演講時，發現成本不過加幣數元的橄欖油和檸檬汁，卻可以在中國銷售到上千元人民幣。

養生市場大力吹捧的「排毒營」以排便為主，使用產品多為蘆薈、番瀉葉等印度阿育吠陀醫學經常使用的瀉藥，將排毒與排便混為一談。這些「瀉藥」不宜經常食用，嚴重可能造成不孕。

蘆薈（Aloe Vera）

蘆薈與洋蔥、大蒜、百合、蘆筍、天門冬、麥門冬、知母都屬於百合科植物。在中藥學理論中，百合科植物對肺葉皆有修復

作用，可保護呼吸系統。蘆薈屬苦寒藥，歸肝及大腸經，具有清熱、瀉下的功能。葉片中的膠質不但可內服，更可以外用，如晒傷或燙傷後，以蘆薈膠敷於患處，有很好的清熱、鎮定、消炎、止痛效果。

蘆薈素為蘆薈所含的主要天然化學成分。蘆薈葉含高量的蘆薈素，葉片中的膠質則含較低的蘆薈素。蘆薈素攝取過量雖然不會直接致癌，但可能造成嚴重腹瀉或水瀉，危害健康。國外的健康產品市場中，蘆薈葉通常被使用在緩瀉劑，多半以製成膠囊的形式銷售。

蘆薈膠則多用在纖維素產品，製成粉末狀銷售，運用在清腸市場，主要功用為幫助排便，軟化糞便，多半不具有瀉下的作用。製造上通常以提取技術將蘆薈素的含量控制在 10ppm 以內。也有部分產品製成液狀，但因液態劑型較易氧化與產生化學變化，保存期限較短，部分業者便在產品中添加防腐劑。添加防腐劑的產品並不適用於養生及排毒。

台灣食藥署規定，蘆薈素含量若高於 3,000ppm 時，需申請「非傳統性食品原料」，通過安全評估才可上市。對照國際蘆薈科學協會（International Aloe Science Council，IASC）所要求的口服蘆薈產品，其蘆薈素含量應低於 10ppm，台灣高出許多。根據 2015 年 5 月 15 日《中時電子報》標題為「蘆薈素含量超標，台鹽杏輝等知名大廠 6 錠劑下架」報導，台灣知名食品廠與生技廠在其酵素與纖維產品中添加的蘆薈，其蘆薈素（Aloin）超出食品標準 3,000ppm，不符合衛福部食品藥物管理「蘆薈食品管理」規定。

在美、加與亞洲市場，許多健康食品公司將少量蘆薈葉摻入纖維素中以促進排便，並標榜大腸排毒及控制體重。也有不少健康食品公司將蘆薈葉片中的膠質製成蘆薈露飲品，作為保健產品。

蘆薈為少數植物中含有維生素 B12 者。蘆薈膠營養成分很高，含豐富的植物固醇（Sterols）、葡萄糖苷（Glycosides）、蛋白質氨基酸、酵素、多種礦物質和維生素 A、C、E、B 群及葉酸，瀉下的功能也不如葉片強，故經常被養生市場作為蘆薈露、飲品及保健品食用，以改善便秘、慢性或急性發炎。然而以中藥學理論來看，其性寒涼，可用來清熱退火、消炎止痛，卻**不適用於長期或經常食用，更不適合寒性體質者**。

寒性體質多為怕冷畏寒，手腳冰涼或體溫偏低，食用冷食或過油食物容易腹瀉、經常疼痛等。經常或長期食用蘆薈膠，可能因為損傷「脾陽」與「腎陽」（脾與腎臟的陽氣）而造成腹瀉、消化和吸收不良，嚴重者還能造成不孕。我有不少女性病人因為長青春痘，服用蘆薈膠產品一段時間後，造成四肢冰冷、畏寒怕冷、消化不良、慢性腹瀉、停經或「宮寒」（子宮過寒）不孕。

番瀉（Cassia Angustifolia Vahl）

是印度番瀉（East Indian Senna）與埃及番瀉（Senna Alexandrina）的學名。埃及番瀉原產地為埃及。早在九世紀時，印度番瀉已廣受阿拉伯人使用作為瀉藥或通便劑，因此印度番瀉也稱作阿拉伯番瀉（Arabian Senna）。

在台灣和中國使用的品種多為印度番瀉，其葉片較莢部位有更強的通便作用。印度阿育吠陀醫學則使用葉片毛茸部位，作為強效瀉藥，用於治療便秘引發高燒。目前在美、加保健食品市場，添加在纖維素產品中的以莢部位居多；製成軟便劑或緩瀉劑，則以葉片毛茸部居多；製成茶包的則多為葉片，也就是番瀉葉。

大黃

在中藥學理論中，大黃、番瀉及蘆薈同屬於苦寒的瀉下藥，歸大腸經，**不適合寒性體質者經常或長期食用**，會損傷「脾陽」與「腎陽」而造成慢性腹瀉、消化和吸收不良，嚴重者同樣會造成不孕。

胃的溫度太寒，胃的蠕動就會趨緩，無法消化食物；身體太寒，精蟲活動力自然會降低，影響生育能力；女性子宮過寒（中醫稱作「宮寒」），不但影響卵子發育，更影響精蟲在子宮內的活動力，降低受孕機率。

（四）濫用緩瀉劑提高慢性便秘及癌症罹患率

蘆薈與番瀉葉不論在美、加或是亞洲市場，可說是大腸排毒的寵兒，坊間大腸排毒的產品幾乎都有添加蘆薈或番瀉葉。在台灣，除了將蘆薈或番瀉葉添加在酵素與纖維素產品中，甚至使用於減肥與養生市場，標榜排油的油切茶包也都添加蘆薈葉與番瀉葉，濫用程度可想而知。所以服用酵素或油切茶包後常有腹瀉情況，甚至在排泄物的表面還可以看見一層油，這層油其實包含了人體所需的必需脂肪酸。

台灣政府更因番瀉葉在健康食品市場的濫用，提高消費者大腸癌罹患率，而立法規定，舉凡商品中含番瀉，依藥事法抑或食品衛生管理法，必須在成分表中清楚標示內含番瀉葉苷（Sennoside），且使用劑量不得超過相關規定之每日使用劑量為 12 毫克以下。

緩瀉劑產生依賴性

番瀉與蘆薈使用一段時間後停止使用，會加重便秘，久服更會造成大腸內滲透壓異常，而增加未來罹患大腸癌、結腸癌的風險。臨床上要治療這類患者的慢性便秘，通常相當棘手。當患者停止服用這些緩瀉劑後，即使服用非水溶性纖維或消化酵素、腸道益菌等幫助排便，至少會有數週到一個月的期間，排便無法天天順暢，而讓患者難以適應，對緩瀉劑產生依賴性。

不論在台灣或中國，由於華人飲食經常過量又過於油膩，排便減肥或排便養生彷彿成為第一訴求。食用蘆薈與番瀉葉太頻繁的結果，破壞了大腸內正常的滲透壓反而造成便秘，於是這些瀉藥劑量越用越重，讓大腸癌成為癌症主要死因。這種作法不但違背養生原則，並違反「健康食品」的定義與目的。

胰蛋白酶抑制成分•

胰蛋白酶（Trypsin）是胰臟分泌的一種用以消化蛋白質的酵素。有些食物含有一種可以抑制胰蛋白酶的天然植物化學成分，稱為「胰蛋白酶抑制成分」，食用後會造成蛋白質消化不良，產生腹脹、腹痛、腸胃不舒服等症狀。如黃豆含有很高的胰蛋白酶抑制成分，這也是為何喝豆漿容易胃脹的原因。其他含高胰蛋白酶抑制成分的食物包括其他豆類、堅果類、種子類與蛋白。經過加熱烹煮後能破壞部分胰蛋白酶抑制成分，較容易消化。

麩質不耐受性•

患者因體內缺乏分解麥麩的消化酶，未被消化完全的麩質會造成小腸絨毛發炎，在吃了麩質幾小時至幾天後產生腹瀉、便秘、腹痛、脹氣、頭痛、關節肌肉痠痛、皮膚炎、青春痘、疲勞、身體不適，或能量狀態很低、精神無法集中等症狀。含高麩質的食物有小麥、裸麥、黑小麥、麵粉、麵粉製品（如麵包、麵條）、洋薏仁等。

克隆氏症•

一種發炎性胃腸道慢性疾病，患者的小腸、大腸或胃部會出現發炎、充血或淋巴脹大跡象。主要症狀有嚴重腹瀉、腸出血、血便、體重減輕等。

Chapter 04

破除纖維素促進大腸排毒之迷思

（一）認識膳食纖維

纖維素為一種存在於大多數植物細胞壁的雜聚多糖。膳食纖維（Dietary Fiber）主要可分為水溶性不可消化膳食纖維（Soluble but Indigestible Fiber）與非水溶性不可消化膳食纖維（Insoluble and Indigestible Fiber）兩大類。顧名思義，膳食纖維無法為人體消化吸收，因而將水溶性不可消化膳食纖維簡稱為「水溶性膳食纖維」（Soluble Fiber）；非水溶性不可消化膳食纖維則簡稱為「非水溶性膳食纖維」（Insoluble Fiber）。

◉ 吃錯膳食纖維造成便秘、消化不良

水溶性不可消化膳食纖維（水溶性膳食纖維）

有果膠、海藻膠、半纖維素（Hemicelluloses）等膠質，例

如蘋果所含的蘋果膠，海帶、髮菜、紫菜等植物所含的海藻膠，與燕麥、蓮藕、木耳、山藥、蘆薈、百合、薏仁、地瓜葉等含的膠質，都是非常有益於健康的水溶性不可消化膳食纖維。

非水溶性不可消化膳食纖維（非水溶性膳食纖維）

有木質素（Lignins）、纖維素（Celluloses）、樹膠、黏膠質等。植物種子如葵花子、亞麻仁子、火麻仁子、松子及植物葉部、根莖類蔬菜和果皮、糙米所含的米糠、非精製麥所含的小麥糠、爆米花所含的玉米糠等皆為食物中常見的非水溶性膳食纖維。

膳食纖維無法為人體消化吸收，故服用過量容易造成腹脹、消化不良而引發便秘。素有腹脹、消化不良問題者，應依照個人體質及健康狀況謹慎評估需求量。本章第三節「膳食纖維的攝取量」將依照美國飲食指南給予讀者攝取量參考。

膳食纖維成員		
主要成員	水溶性不可消化膳食纖維（水溶性膳食纖維）	非水溶性不可消化膳食纖維（非水溶性膳食纖維）
組員	果膠、海藻膠、半纖維素。	木質素、纖維素、樹膠、黏膠質。
富含食材	蘋果、海帶、髮菜、紫菜、燕麥、蓮藕、木耳、山藥、蘆薈、百合、薏仁、地瓜葉。	葵花子、亞麻仁子、火麻仁子、松子及植物葉部、根莖類蔬菜和果皮、糙米的米糠、小麥糠、玉米糠。

◉ 有利於減肥、不利於排便的纖維素

水溶性膳食纖維能幫助產生「飽足感」，降低食慾、避免吃太多而造成肥胖，但並無加速脂肪燃燒的功能。水溶性不可消化膳食纖維因可溶於水，主要作用在胃部，吸附高量的水分，增加胃部細胞擴展性，延緩消化，以產生飽足感，避免食物攝取過量，造成肥胖。

服用水溶性膳食纖維補充劑時，需同時飲用 300～500c.c.的水，除了可以增強飽足感，降低食慾外，還能避免因纖維素吸納水分後造成的便秘。健康食品市場常用的水溶性膳食纖維有洋車前子、亞麻仁子、燕麥麩等。亞麻仁子同時含有水溶性膳食纖維與非水溶性膳食纖維，是很好的膳食纖維來源。

◉ 破除利於排便的纖維素之迷思

非水溶性不可消化膳食纖維作用在大腸，能幫助清除宿便，具穩定血脂、血壓之效，能降低大腸癌及心肌血管疾病的罹患率，但不能產生飽足感。

非水溶性膳食纖維雖然能幫助清除宿便，減少便秘，但作用卻不似緩瀉劑強，因此廠商常將緩瀉劑如蘆薈、番瀉葉添加在膳食纖維中，宣稱「大腸排毒」或「清腸排毒」養生配方，以此行銷手法推廣產品。這種作法對體質不良或已病族群是有風險的。故讀者在選購膳食纖維時，應當謹慎、細讀產品成分表。若有業者蓄意不標明詳細成分，而於購買服用後，產生腹痛及腹瀉（尤其是水瀉），建議應當停止服用。

（二）揭開膳食纖維的排毒真相

穩定人體酸鹼值（pH 值）

日常攝取的蛋白質、碳水化合物和脂肪等營養素皆為酸性，因此在飲食上若不特別留意攝取，非常容易造成人體偏酸性。纖維素雖屬碳水化合物的一種，但因無法為人體吸收並富含礦物質，在穩定人體恆定酸鹼值上，扮演舉足輕重的角色。

人體血液正常的 pH 值為 7.35～7.45 呈弱鹼性；唾液 pH 值為 6.0～7.0 呈弱酸性到中性；肌肉 pH 值為 6.8～7.0 呈弱酸性到中性。當飲食缺乏纖維素和礦物質而造成恆定 pH 值偏酸時，體內的酵素便失去活性，產生消化不良、代謝不良，並降低免疫機能與細胞膜的滲透性，不僅增加毒素的囤積與自由基的形成，亦加速器官的老化與慢性疾病的形成，如慢性倦怠症、異位性皮膚炎、大量掉髮、痛風、慢性腎臟病和血管阻塞、硬化等。

平衡腸道益菌叢

膳食纖維對人體非常重要。雖然人體無法消化吸收，但部分膳食纖維卻可以被腸道裡的「益菌」分解為食物。不但能平衡腸道益菌叢，利於腸道益菌的生存，也可以抑制大腸桿菌、念珠球菌及其他黴菌，預防及改善尿道、腸道、陰道感染與其他病原感染。當然也有助於乳酸桿菌在小腸的繁殖，故腸道生態的平衡是提升免疫機能、改善體質的第一要件。

吸附毒素殘餘

膳食纖維具有吸附重金屬殘餘、食品添加劑、化學毒素、致癌物、荷爾蒙、抗生素殘餘以及未完全消化的食物、脂肪、蛋白質等作用，因此也是降低血脂、減少過敏反應、維持正常體重不可缺少的食物。因膳食纖維無法被人體吸收，故能將這些未完全消化的食物及毒素連同水分等形成糞便一起排出人體，不但可改善便秘、清除宿便、預防大腸癌，亦**為人體排毒、淨化血液的第一道措施，也就是所謂的基礎排毒**。

排毒層次區別

健康產品市場上，多數將大腸排毒與肝臟排毒混為一談。大腸排毒僅屬於基礎排毒，還未到達淨化血液的深層排毒，與肝臟排毒在層次上有很大的差別。當然，基礎排毒做好才能減輕肝臟負荷，提升肝臟排毒功能。因此，雖然膳食纖維無法直接提升肝臟排毒功能，但是膳食纖維可以說是間接預防肝纖維化、肝癌等不可缺少的元素。

大多數的植物都同時含有水溶性與非水溶性兩種不可消化膳食纖維，只是比例不同。除非是膳食纖維補充劑，一般人很難從食物中精算出水溶性與非水溶性纖維素的精確比率，而選取所需的功效以改善特定症狀或健康考量。所以均衡的飲食、攝取多樣蔬果、少食用精製食物，就能同時獲得水溶性與非水溶性纖維的益處，也就不需擔心會缺乏膳食纖維。

（三）膳食纖維的攝取量

◉ 過量攝取膳食纖維害處多

服用過量的水溶性不可消化膳食纖維，可能因為過度刺激胃壁，反而怠惰腸胃蠕動，造成便秘或消化不良、胃脹、腹痛等症狀。市場上有太多不專業的膳食纖維產品，過分宣導膳食纖維的好處，而使消費者普遍食用過量的纖維素，反而造成腸胃問題。

◉ 兒童膳食纖維攝取過量影響發育

總體來說，一般膳食纖維的攝取量每日以三十公克為參考指標，以不超過五十公克為限。依美國小兒科協會對兒童膳食纖維攝取的建議，以兒童年齡加五較適當，如五歲的兒童每日膳食纖維攝取量建議為十公克（5＋5 ＝10g）。

兒童的飲食營養應當以蛋白質為主，不應偏重在膳食纖維，因為蛋白質為成長發育最重要的營養素。但由於近年來速食文化、精緻麵包文化與方便早餐，如玉米脆片的盛行，兒童膳食纖維的攝取量明顯偏低，造成兒童肥胖症、兒童糖尿病，廣受美國小兒科醫生的重視。

對兒童來說，膳食纖維容易造成腹脹而降低食慾，影響發育，因此攝取量不能偏高。消化功能太差、腸胃蠕動過緩者，也應當降低膳食纖維每日攝取量，因為水溶性膳食纖維能減緩腸胃蠕動，延遲消化與腸胃的排空。因此，除了可以產生飽足感外，還可能產生脹氣。我有病人，聽說白木耳能修復肺葉與支氣管，於是連續喝三天的銀耳蓮子湯，第四天感到消化不良，胃脹不適而來求診。

還有一位母親，在網路上看到膳食纖維的好處而要求家人天天食用五穀米，結果一週後全家嚴重脹氣，小孩喊著肚子痛、沒有胃口。市面上標榜養生的五穀米，大多纖維素含量過高，又添加高蛋白的豆類。這種高澱粉加高纖、高蛋白的組合極不容易消化，食後容易腹脹。無法消化的食物囤積腸道，阻礙氣血（能量）的運行，使氣血或無法暢通。中醫言：「不通則痛。」當通道受阻無法暢行時，就會產生疼痛、疾病。

膳食纖維每日攝取建議量一覽表					
年齡	兒童	青春期～50 歲	青春期～50 歲	50 歲以上	50 歲以上
性別	不拘	女	男	女	男
建議攝取量／公克	年齡加 5	25	30～38	21	30

※ 成人部分為根據美國飲食指南（Dietary Guidelines for Americans，DGA）建議。

（四）慎選膳食纖維補充劑——選錯膳食纖維補充劑害處多

如果為了特定功效，購買膳食纖維補充劑必須慎選產品。健康食品市場的纖維素產品琳瑯滿目，較常見的有洋車前子、火麻仁、亞麻仁子、蘋果纖維、蘋果膠、蘆薈膠、西班牙鼠尾草籽（俗稱奇異籽）、小麥芽、胚芽等。

洋車前子、蘋果膠、奇異籽等所含水溶性纖維素高於非水溶性纖維素，一般多用於減肥、降低食慾、控制體重。服用時應該多攝取水分，除了產生飽足感外，可以減少水溶性纖維素產生的便秘。

蘆薈膠、火麻仁、亞麻仁子、小麥芽、胚芽等一般多用於大腸排毒，故主要作用在大腸產生沖刷效用，幫助清除宿便，減少便秘，降低大腸因宿便累積產生的毒素，有利於比菲德氏菌在大腸的繁殖。過量服用這類水溶性不可消化膳食纖維，可能過度刺激胃壁，反而怠惰腸胃蠕動，造成消化不良、胃脹、腹痛等症狀，值得消費者注意。

市面上常有一些商品將未精製的五穀雜糧與各類種子混合一起，標榜高纖維食物，強調有益銀髮族改善便秘、高膽固醇、高血脂與高血壓，卻不知道過高的纖維可能怠惰腸胃蠕動，造成消化不良及胃脹。特別是**銀髮族容易因老化，造成腸胃蠕動減緩而產生便秘，高纖維食物會引發消化不良、食積，而加重便秘。**

（五） 奇異籽、山藥、薏仁的膳食纖維與食療

◉ 奇異籽性涼，脾陽虛、腎陽虛者不適用

我有位病人患有腎陽虛，引發水腫，血壓也跟著升高，因而服用降壓藥，但服用數年血壓也並未下降，她想藉由食療改善高血壓，於是找了膳食營養師調理。膳食營養師建議她每日食用奇異籽，因為奇異籽含有很高的水溶性纖維素，可以降低血脂肪、三酸甘油酯與膽固醇，改善心肌血管疾病。

結果適逢天氣轉涼，這位病人連續吃了一個多月的奇異籽之後，足踝竟腫痛到無法走路而來求診，當然此時的血壓更高，連脖子、肩膀也都覺得僵硬，因為嚴重的水腫必定引發高血壓。

膳食營養師通常只考慮食物所含的營養成分，而不知道食物溫、熱、寒、涼屬性，當然也無法如傳統中醫一般因人、因時、因地而宜，往往造成食療上的迷思。

◉ 山藥能治療腹瀉、修復潰瘍，又益肺

新鮮山藥含豐富的植物膠質，屬於一種水溶性膳食纖維。食用時，煮成黏稠狀飲用，效果最佳。將山藥置入冷水中加熱，讓膠質緩慢溶解在水中，以中小火煮成粥狀或黏稠狀，食用後可在細胞膜產生保護層，增強修復細胞的功能，治療腹瀉。

含植物膠質高的食物作為食療時，適合以「煮法」烹調，不宜用「炒法」烹調，尤其是山藥。「炒法」容易把植物膠質破壞

或炒焦，而無法溶解於水，發揮不了效果。乾燥的山藥在處理過程植物膠質大量流失，治療腹瀉的效果不佳。

山藥富含的膠質除了能在大腸壁形成保護膜，修復大腸潰瘍外，也可以在胃壁形成保護膜，修復胃潰瘍。以中藥學的觀點來看，山藥味甘、歸脾，可以提升消化機能，藥性收澀，能抑制腹瀉，滋潤血脈，固攝氣化。山藥色白，可入肺經，因為肺的顏色為白色，故山藥的膠質還能夠修復肺片，治肺虛咳喘。

《本草綱目》記載山藥的功用：「益腎氣，健脾胃，止泄痢，化痰涎，潤皮毛。」山藥的物性平和，不涼不燥，容易消化吸收，較適合常服、多服。在臨床上我經常用它來治療腎陽虛的「五更瀉」（清晨一起床就腹瀉）、脾陽虛的慢性腹瀉、脾溼的溼疹，與化療期間腹瀉。

植物膠質大都具有修復細胞的功能，如蓮藕對血管壁有很好的修復作用，木耳、山藥、百合、薏仁、麥門冬、天門冬、白芨則對呼吸系統有修復作用。中醫云：「肺與大腸相表裡。」因此許多有益於大腸排毒的食物也都有益於肺。

長期服用「山藥煮白米粥」（作法請參閱第 54 頁食譜），對兒童、中老年人的慢性腹瀉有極佳的療效。植物膠質屬水溶性膳食纖維，富含於新鮮的植物中，故新鮮山藥煮成山藥白米粥以強化消化道的效果較佳。

在加拿大，我治過不少慢性大腸潰瘍患者，經常因為慢性腹瀉而嚴重出血。對於這類患者，西醫一般採取長期或終生服用抗生素或抗發炎藥（消炎藥）以治療，嚴重時甚至合併二類藥使用。「發炎」指紅、腫、熱、痛的症狀反應，故消炎藥、抗生素的「藥性」皆屬於「寒藥」。病人服用數年後，覺得四肢冰涼、畏寒怕冷、消化不良、腹脹、腹痛，甚至精蟲活動量降低，最終罹患不孕症。臨床統計，這類患者未來罹患結腸癌與直腸癌的機率，比一般大眾高出至少五倍。

慢性腹瀉是造成慢性大腸潰瘍的主因之一，因此治療慢性大腸潰瘍合併慢性腹瀉的患者，應當先止瀉。然而，長期服用消炎藥、抗生素不但無法止瀉，反而助長腹瀉。因此，有效治療必須先停藥。我除了每週一次的針灸合併中藥與健康食品治療外，仍必須輔以食療。新鮮山藥煮成黏稠狀飲用，或「山藥煮白米粥」是我臨床止瀉的主要食療。無論用於何種腹瀉，都有很好的止瀉效果以幫助患者停藥。

新鮮山藥止瀉的臨床使用劑量為每日 540 到 580 公克（作法請參閱下頁食譜）。依照體重、食量、體質、症狀而調整。腹瀉時，除了新鮮山藥外，不得食用任何東西。止瀉後可開始食用「山藥煮白米粥」一週，並禁止食用含硫量過高的食物、寒性食物、冷食與油膩的食物。

山藥食療正確作法

1. 山藥切成小塊可以增加水分子與山藥的接觸面，使山藥中的水溶性植物膠更容易溶解到水中。不剁爛是減少山藥中的營養成分與空氣接觸後而氧化，避免降低山藥的營養價值。
2. 將山藥與冷水放入鍋中一起煮，絕對不可以等水燒開後，才加入山藥。因為燒開的水會直接破壞山藥中蛋白質的結構，使蛋白質凝固，無法螯合山藥中的礦物質而降低營養價值。

山藥煮白米粥

材料• 山藥 100 公克，白米半杯，潔淨冷水 2 杯。

作法•

1. 將白米洗淨備用。
2. 山藥去皮後切成小塊，約 1 公分塊狀。
3. 將山藥與白米、冷水一同放入鍋中以小火一起煮到成粥狀，即可食用。

◉ 薏仁能幫助化療患者，修復受損組織

《本草綱目》記載：「薏苡仁，陽明藥也，能健脾益胃。虛

則補其母，故肺痿、肺癰用之。筋骨之病，以治陽明為本，故拘攣筋急、風痺者用之。土能勝水除濕，故泄瀉、水腫用之。」根據中藥學理論，薏仁味甘、淡，物性微寒，歸脾、胃、肺經。有利尿的功能，能排除體內多餘水分，治脾溼造成的水腫與風溼性關節炎。薏仁善於排膿，不論是大腸溼熱造成的腹瀉，或是脾溼造成的腹瀉都有功效，甚至是肺葉長膿、闌尾發炎長膿（盲腸炎）、排便已有膿血也能處理，當然這種情況不是單一味薏仁就能醫治，還得配伍其他中藥，就可讓病人免於開刀。

臨床上，我曾治過一位加拿大新移民，尚未領到加拿大的全民健保卡卻得了闌尾炎，痛到右腿無法抬起而到醫院掛急診。醫師宣布闌尾發炎處已爆開，恐引發急性感染，得馬上開刀。這位新移民已經花了不少檢查費，擔心沒錢支付開刀費用，於是尋求中醫治療。

我先在病人的豐隆穴附近青筋處放血，病人疼痛大減，再行針灸治療。因病人距離我診所有二小時車程，便給患者一週的中藥服用，並囑咐一週後再回診。這其間病人只能吃薏仁白米粥，不能吃任何食物。每天必須回報排便情況與身體狀況。第二天病人已能下床，第三天已幾乎不痛，一週後已經完全康復。

可見植物膠質對細胞的修復性很強，我們不能受健康食品市場的局限，小看膳食纖維，以為膳食纖維只能用來減肥或幫助排便。有些病人在做完放射線或化療後，頭髮掉光了、放射線傷口灼傷，組織嚴重受損，只要持之以恆，適當的食用這些富含植物膠質的食物，受損的組織也能慢慢修復。

從營養學的角度來看，薏仁含有豐富的膳食纖維、蛋白質、氨基酸、維生素 B1 與 B2、鈣、鎂、磷、鉀、鐵、鋅等礦物質和微量元素錳、硒等。將薏仁、天門冬磨成細粉用於中藥粉面膜，除了有美白效果，還可以去粉刺，加入白芨更能淡化痘疤及皺紋。臨床上，我經常將其調成中藥粉面膜治療病人的皮膚問題，或改善膚質，效果可媲美名牌保養品，物美價廉。

薏仁同時含有很高的水溶性與非水溶性膳食纖維，能降低血脂肪、膽固醇、三酸甘油酯、幫助排便，還能延緩血糖代謝，為補充膳食纖維很好的食材，更是中醫談養生、食療的熱門之選。

薏仁雖然可以幫助排便，又能去水腫，還有助於肺，但因為它的物性偏寒，過食會損傷陽氣，較適合與溫性或平性的食物一起食用，以達到陰陽調和，才能經常服用或長期服用（請參閱以下食譜）。

排毒薏仁山藥粥

材料• 山藥 80 公克，薏仁 60 公克，蓮子 30 公克，白米 100 公克。

作法•

1. 將蓮子、薏仁放進開水中泡軟；白米洗淨，備用。
2. 山藥去皮切成塊狀。
3. 將山藥塊、蓮子、薏仁和適量清水、白米一起入鍋，以小火一起煮到成粥狀，即可食用。

Chapter 05

便秘的正確解決之道

（一）認識便秘的種類——「寒秘」、「熱秘」

寒秘

腸胃倘若無法正常蠕動，就會引起消化不良或導致便秘、腹瀉。特別是大腸蠕動過緩造成的便秘，無法以膳食纖維來幫助排便，不僅如此，還可能適得其反。中醫所謂的「寒秘」就是這種情況。

「寒秘」顧名思義就是身體太寒冷、凍住，大腸也無法蠕動，這時只能吃熱性的食物，也就是陽性的食物，讓身體暖和起來，大腸才能正常蠕動，也可改善便秘。這種情況吃膳食纖維不但沒用，還會越吃越糟糕。

近來台灣流行馬鈴薯生機飲，標榜不管多嚴重的便秘，馬鈴薯生機飲都有效，不但可以有效控制癌細胞，還是根治腸胃病的特效驗方。但其實馬鈴薯生汁的「藥性」偏寒，有清熱消炎的功效，卻不適合中醫所謂的「寒秘」。

我有病人聽說馬鈴薯生汁能治嚴重性便秘，就連續飲用三週。結果不但沒排便，還造成嚴重腹痛與四肢冰冷。這位病人體質極寒，是腎陽虛衰造成的寒秘，不適合飲用馬鈴薯生汁。

我還有病人聽說馬鈴薯生汁能減肥，又能治胃病，也連續一週喝馬鈴薯生汁，結果出現嚴重腹瀉及腹痛症狀。這類脾陽虛、腎陽虛病患通常消化不良，腸胃蠕動趨緩，喝馬鈴薯生汁只會加重病症。

熱秘

就是身體太熱，身體水液流失、津液不足，使大腸內沒有足夠的水分，糞便就變得很乾燥而排不出去，這種便秘稱「熱秘」。馬鈴薯生機飲就能改善熱秘。

然而，我個人臨床經驗，「熱秘」許多情況是由於人體津液、總血量不足而引發。這類病人除了容易便秘外，夜裡 2～3 點會覺得身熱、出汗（中醫稱作盜汗）而醒來，無法即時再入眠。枸杞是中醫養「肝血」要藥，**睡前 30～60 分鐘將 30 公克枸杞以常溫水泡軟服用，可治療「熱秘」身熱、盜汗**，療效遠勝於馬鈴薯生機飲。枸杞還能增強視力，除了好處多於馬鈴薯生機飲外，也便於服用。

（二）居家大腸排毒、紓解便秘法

以下表格為日常較容易購買食用、品質也較佳的膳食纖維。空心菜、金針菇、燕麥、帶皮李子等，都有很好的排便效果，可依照功能需求，選擇適合的食物。

膳食纖維一覽表		
名稱	功用	代表食物
水溶性膳食纖維	• 保護胃壁、腸道及血管壁。 • 修復組織及潰瘍。 • 降低膽固醇。 • 降低血脂肪。 • 產生飽足感、抑制食慾。 • 穩定血糖。 • 穩定血壓。 • 降低三酸甘油酯。 • 紓解腹瀉。	水果果膠、海帶、豆類、髮菜、紫菜、燕麥、亞麻仁籽、莧菜、蕨類、秋葵、山藥、蘆薈、木耳、蓮藕、百合、薏仁、洋車前子、地瓜葉、番薯、馬鈴薯、無花果、百香果、茄子、酪梨、桃子、橘子、葡萄柚、梨、奇異籽。
非水溶性膳食纖維	• 幫助排便。 • 平衡腸道益菌叢。 • 排除重金屬殘餘。 • 降低膽固醇。 • 降低血脂肪。 • 降低三酸甘油酯。 • 穩定血壓。 • 排除荷爾蒙殘餘。 • 排除抗生素殘餘。 • 降低毒素殘餘。	薏仁、亞麻仁籽、糙米、胚芽、牛蒡、小麥糠、爆米花、火麻仁、小麥芽、空心菜、金針菇、豆類、芹菜、燕麥、鳳梨、帶皮李子、堅果類、種子類、棗子、帶皮蘋果、覆盆莓、葡萄柚、無花果、百香果、奇異籽。

（三）礦物質鎂的使用

鎂

葉綠素於 1900 年代初期被發現時，是科學家首次在生物體的組織中偵測到屬於礦物質的「鎂元素」的存在。葉綠素是「鎂」的錯合物，所以綠色蔬菜都含有豐富的鎂，是補充鎂的很好來源。鎂可以放鬆全身的肌肉，不論是神經系統、心肌、血管、胃、大腸、小腸的平滑肌，以及控制骨骼運動的骨骼肌，礦物質「鎂」都可以達到很好的放鬆效果。因此，「鎂」是紓解壓力、放鬆大腸平滑肌、幫助排便不可缺少的營養素。

檸檬酸鎂（Magnesium Citrate）

具有放鬆心肌、血管及大腸平滑肌的作用，故於每晚睡前服用 400 毫克至 600 毫克的檸檬酸鎂，以緩解或預防高壓力之下引發的便秘，甚至心悸、心慌、胸悶、胸痛、心絞痛等症狀。

特別是罹患高血壓或其他心肌血管疾病者又同時患有慢性便秘時，常常由於排便困難、用力過度而引發心臟病發，導致猝死，故而經常耳聞有人在馬桶上突然死於心臟病發。中醫在臨床上治療這類患者，都必須兼顧治療便秘，預防心臟病突發，導致猝死。

檸檬酸鎂的劑量使用，通常以達到順暢排便為衡量標準，當人體的鎂含量太高時會造成水瀉。服用檸檬酸鎂後，糞便呈軟狀屬正常。

Chapter 06

大腸蠕動趨緩自我檢測及改善方法

(一) 如何自我檢測大腸蠕動是否趨緩

自然醫學提供一個簡單的方法可以自我檢測，了解腸胃蠕動是否正常。

1. 於晚飯後一小時或睡前一小時吞下一茶匙的木瓜子，不可咬破。
2. 視察糞便中是否有木瓜子。
3. 若於第二天清晨一早排便時發現木瓜子，則表示大腸蠕動很好。
4. 若於第二天下午排便時發現木瓜子，則表示大腸蠕動尚可。
5. 若於第二天晚間以後排便時發現木瓜子，則表示大腸蠕動趨緩。

中醫認為適當的運動可以鼓舞陽氣，適當運動可以改善大腸蠕動趨緩。飯後散步十五分鐘也是最常見的運動方法。

（二）大腸蠕動趨緩改善方法

中醫推拿有一套簡單的操作手法，用來改善大腸蠕動趨緩，促進腸胃蠕動，幫助消化。建議可以在飯後經常操作。方法如下：

1. 飯後腹部推拿以肚臍為中心點，手掌呈杯狀，掌心勞宮穴不可接觸皮膚。
2. 將大拇指呈 45 度角按壓肚臍正上方三指距離處，即中脘穴的位置，固定不動。
3. 從肚臍旁開左側三指距離處，即天樞穴的位置，以四指依順時鐘方向畫圓。
4. 當畫回中脘穴的位置時，輕鬆地將腹部肌肉抓起。
5. 重複以上動作 21 次。
6. 將大拇指呈 45 度角按壓肚臍正上方三指距離處，即中脘穴的位置，固定不動。
7. 從肚臍旁開右側三指距離處，即天樞穴的位置以四指依逆時鐘方向再畫圓。
8. 當畫回中脘穴的位置時，輕鬆地將腹部肌肉抓起。
9. 重複以上動作 21 次，整套手法即結束。

肺臟排毒

PART 3

Chapter 07

肺癌元凶

（一）菸害、煙害、空氣污染——如何減少居家菸害、煙害

菸害

根據世界衛生組織（WHO）統計，每年全球平均有五百四十萬人死於菸害，平均每六秒即有一人死於菸害，使用菸品者平均壽命減少約十五年；事實上，吸菸幾乎傷害身體的每個器官，即使不直接造成死亡，對於吸菸者的生活品質也多少會有影響，如呼吸困難、工作不便等。

吸菸釋出的多環芳香烴（Polycyclic Aromatic Hydrocarbons，PAHs）已被界定為致癌物。臨床報告顯示，長期接觸高濃度多環芳香烴，會引發肺癌、皮膚癌、肝癌及胃癌等疾病。

煙害

煤、瓦斯、油脂、垃圾、或其他有機物燃燒未全時，都會產生含多環芳香烴的煙害。二手菸、起油鍋、碳烤肉、碳燻食物等都會製造含多環芳香烴的煙害。要減少煙害，降低肺臟的毒素，一定要少抽菸、拒吸二手菸、不起油鍋及減少用碳。

空氣污染

2013 年，北京大學和綠色和平組織進行調查顯示，中國大陸空氣污染對人體健康的危害更甚於吸菸。儘管許多人抱怨北京的霧霾和空氣污染嚴重，但其他城市的情況卻有可能更糟。

幾年前，我第一次到北京演講，出發前有病人提醒我，要小心最著名的北京名產——北京咳。許多人到北京出差，一踏上北京首都國際機場就開始喉嚨癢、聲音沙啞、咳嗽。乍聽之下，我覺得有些誇張，但是當我一出機場，就見識到北京灰濛濛的天空飄盪著楊樹的棉絮，似乎有些浪漫，卻開始感到喉嚨有異物感並有發癢、呼吸不太順暢及缺氧的感覺，聲音隨之沙啞。當晚馬上煎了蟬蛻湯服用，深怕隔日聲音完全啞了，而無法演講。

根據美國航太總署（NASA）空氣污染資料顯示，亞洲國家空污程度向來以中國最為嚴重，台灣其實也緊追在後。隨著大陸霧霾與沙塵暴發生的嚴重性不斷上升，台灣空氣中的懸浮微粒濃度也明顯增加，加上台灣近年來的火力發電，惡劣的空氣品質對台灣人肺部的影響，也愈為明顯。肺癌、肺腺癌的罹患率逐年攀升。

不論在中國或台灣，肺癌每年都榮登癌症十大死因的前五名。台灣人因為肺炎、氣管炎和支氣管炎等呼吸系統問題，到醫院就診人次，高居所有病因的第一位，所需診療費用幾乎每年都超過一千億元台幣。

中醫認為：「金克木，肺屬金，肝屬木。」病在肺，首當其充的就是肝，所以中醫說：「治肺先救肝。」試想空氣品質如此差，家庭主婦與餐廳起油鍋炒菜時，所製造的多環芳香烴，會使空污情況更嚴重。如此不是毒害人體更甚嗎? 這不僅損傷肺，還會影響肝功能。

起油鍋不僅製造多環芳香烴，造成煙害，損害肺部健康，植物油高溫加熱後所產生的反式脂肪更是造成脂肪肝的主要原因之一。炒菜時將少量的植物油與蔬菜一同置入鍋內快炒，不但減少煙害，更可以避免反式脂肪對肝臟的損害。

中醫基礎理論認為「肺主皮毛，開竅於鼻」。肺臟排毒是降低皮膚過敏與呼吸道過敏反應的基礎。在 Part 1「皮膚排毒」中談到的桂枝鹽浴居家泡澡，也有助於肺臟的基礎排毒，但不適用於已罹患皮膚病患者。「肺與大腸相表裡」，維持大腸排便順暢也是肺臟的基礎排毒之一（可參考 Part 2「大腸排毒」）。

（二）戒菸後如何保養肺臟

戒菸後，如何修復已受損的肺臟？根據國外的臨床報告，戒菸後每日服用一湯匙的生蜂蜜（未加溫過的蜂蜜），一週後可以明顯降低咳嗽。另外，多食用含高葉綠素的植物除了可以修復呼吸系統、降低自由基的傷害外，也可以放鬆氣管與支氣管，紓解咳嗽。

葉綠素（Chlorophyll）

是一種脂溶性的綠色色素，為植物體上分布最廣的自然色素，存在葉綠體（Chloroplast）中，是植物行光合作用的必需物質。綠色蔬菜含有豐富的葉綠素，是很好的補充來源。葉綠素含豐富的鎂，鎂可以放鬆全身的肌肉，不論是神經系統、心肌、血管、胃、大腸、小腸、氣管、支氣管的平滑肌，都能達到很好的放鬆效果。故葉綠素可以紓解咳嗽。

缺乏鎂的葉綠素無法保持鮮綠的顏色而變成褐色。這是綠葉枯了、青菜放久了會變成褐色的原因。故只有新鮮的綠色蔬菜才具有「養肺」功能。

葉綠素含葉綠醇（Phytol），親脂性的葉綠醇是合成親脂溶性維生素 E、K 的前驅物。維生素 E 是人體最主要的抗氧化脂溶性維生素之一，能清除人體自由基，保護細胞免於氧化受損，也是抗發炎與抗癌不可或缺的營養素。

葉綠素具有高抗氧化作用，能降低感染，並能依附毒素，協助毒素排出，減少人體對毒素的吸收，這些毒素包含黃麴毒素與其他致癌物，也包含油炸物對大腸細胞帶來的毒素。

葉綠素對人體的十大益處

1. 改善貧血。
2. 紓解壓力。
3. 抗氧化，降低癌症罹患率。
4. 抗發炎。
5. 加速傷口癒合與身體的復原。
6. 控制飢餓感，降低飲食衝動，減少對食物的渴望。
7. 降低感染，特別是念珠球菌。
8. 幫助排毒、淨化身體、控制體味。
9. 降低油炸物對大腸細胞的損傷。
10. 放鬆氣管、支氣管、紓解咳嗽。

Chapter 08

肺臟的基礎保健

（一）「肺為儲痰之器」——錯誤的食物組合誘導氣喘、慢性氣管炎

◉ 高澱粉食物＋高脂肪食物→助長痰生

慢性氣管炎或慢性支氣管炎患者、抽菸者、氣喘體質者、老年人等通常因為「肺氣虛」（肺的能量不足），喉嚨容易生「痰」，引發間歇性咳嗽。飲食方面，需避免將高澱粉食物與高脂肪食物一起食用，以免更助長痰生，不利於肺。

舉例來說，酪梨（牛油果）含豐富的必需脂肪酸，與高澱粉的米飯一起食用容易生痰；肥肉含豐富的飽和脂肪，與高澱粉的米飯一起食用，容易覺得喉嚨有痰，想咳嗽。「痰」刺激氣管與支氣管痙攣，造成咳嗽。

含必需脂肪酸豐富的食物有堅果、種子、香蕉、酪梨、玉米、黃豆等。高脂肪食物本身容易生痰。咳嗽期間更應該避免將高澱粉食物與高脂肪食物一起食用。

（二）破除乳製品之迷思——乳製品「生痰」、助長呼吸道疾病與女性癌症

乳製品包括牛奶、羊奶、乳酪（起司）、優酪乳等。一般大眾認為乳製品含豐富的鈣質，有助於骨骼健康，能預防或改善骨質疏鬆症。特別是優酪乳含有腸道益菌，能幫助消化、改善便秘、提升免疫機能。然而，當全球科技越來越進步時，我們所喝的牛奶、所吃的乳製品所含的毒素卻越來越高，營養價值反而越來越低。

歐美牛奶殺菌處理皆採用巴氏殺菌法（Pasteurization），這是全世界公認較安全的牛奶殺菌處理方法。雖然可以殺死牛奶中的微生菌，延長產品保存期限，但也破壞了牛奶的營養價值，特別是牛奶中原有的牛奶鈣。目前消費者從牛奶中獲取的鈣，大多是乳品公司外加的碳酸鈣，碳酸鈣遠不如牛奶鈣容易吸收。

最新臨床研究報告顯示，乳製品在歐美成為助長乳癌、子宮癌、卵巢癌、幼兒呼吸道過敏的元凶之一。除了乳製品中的荷爾蒙、農藥、抗生素、殺蟲劑等殘餘為主要原因之外，就是乳製品助長黏膜液的產生，也就是中醫所謂的「生痰」。故乳製品食用

後，會感覺喉嚨有痰、舌苔增厚。**有慢性肺炎、氣管炎、支氣管炎、氣喘、急性肺炎或肺癌的患者最好不要食用乳製品，避免加重病情**。特別是兒童及老年人應當特別注意。

（三）揭開生機飲、生菜沙拉損傷肺功能的真相

◉ 生機飲、生菜沙拉損傷肺功能

中醫經典《難經．四十九難》曰：「形寒飲冷則傷肺。」西方人很喜歡喝生機飲（Smoothie）、吃生菜沙拉，把酪梨和生的花椰菜、萵苣、番茄、黃瓜、菠菜苗、小麥草、苜蓿芽、芹菜、紅蘿蔔等通通丟到果菜機裡打成一杯果菜汁，或混合一起，成為一道標榜具有纖維、酵素、維生素、礦物質的養生佳餚，再撒上些起司，連蛋白質都有了，營養學家多數認同這樣的「均衡組合」，只有中醫會挑剔這樣的一道「養生開胃菜」。這就是西方人經常氣喘，罹患氣管、支氣管炎、肺炎的主因之一。

中醫認為飲食生冷傷胃，助長「寒濕體質」。寒性凝滯，不利於水液代謝，則聚水而為「痰」，助長濕氣，使肺失宣降，出現咳嗽、氣喘、呼吸短促、胸悶、腹脹。讀者或許懷疑是否傳統中醫太吹毛求疵，甚至危言聳聽？外國人吃了似乎都沒事嘛！

我有各色人種的病人迷信生食養生觀，罹患甲狀腺低落、消化不良、季節性呼吸道過敏、氣喘、肥胖。特別是兒童及中年、

老年人因生食罹患呼吸道疾病特別多。在改變飲食習慣與中醫治療後，季節性呼吸道過敏、慢性咳嗽、慢性氣喘皆不再發生。

◉ 生機飲、生菜沙拉助長「易胖體質」

讀者如果認為喝生機飲、吃生菜沙拉不會變胖，那就是「認知錯誤」，因為當胃的溫度過低時，無法消化食物。胃首先需不斷地蠕動，直到胃裡的溫度達到體溫恆定值時，才能開始消化食物。如果經常吃生冷食物，會損耗胃的能量，直到胃裡溫度過低，無法消化食物。這就是中醫所謂的「胃寒」。

這時消化機能已經弱化。身體為了生存，必須調動更多的能量給胃，以消化食物、維持生存所需，所以體溫就會開始下降、新陳代謝趨緩，以節省能量消耗。這時甲狀腺素分泌開始低落。最後才恍然大悟，曾幾何時自己的體質已經變成「易胖體質」。套句俗話，就是連呼吸都會變胖，這就是西醫所謂的「甲狀腺功能低下症」。

十字花科植物如花椰菜、高麗菜、大白菜、芥菜、白蘿蔔、西洋菜、芥藍菜等含甲狀腺腫素（Goitrogens），會抑制甲狀腺功能，造成甲狀腺素低落。十字花科植物中，有許多都是中醫所謂的「生濕」食物，故中醫養生建議食用這類植物時，最好加薑煮熟，不僅可以去濕，還可以破壞所含的甲狀腺腫素。

中醫稱肥人為「多痰之人」。痰阻礙呼吸道，是造成咳嗽氣喘的根源。所以不吃生冷，預防生痰，是養肺基本觀念之一。

（四）痰、濕自我檢測

可以自我做個簡單的測試。在食用高油脂食物、香蕉或豆漿之前對著鏡子檢視一下自己的舌頭，看看舌苔如何？吃完約十分鐘後，再對著鏡子檢視一下自己的舌頭，看看舌苔是否變多了？如果顯示舌苔增多，表示身體濕氣重，就屬於中醫所謂的「脾虛」體質。

痰

中醫認為「脾為生痰之源，肺為儲痰之器」，「脾虛」體質者容易生痰，所生之痰都「儲存」在呼吸道及肺。中醫所謂的「痰」，包括有形及無形的「痰」。有形的「痰」可以咳出，用肉眼可見，就是我們一般所謂的痰，無形的「痰」則反之，濕氣就是一種無形的「痰」。「痰」是水液代謝異常產生的病理產物，痰壅塞呼吸道就會造成鼻塞、咳嗽、氣喘、胸悶。

「脾虛」體質最好少喝酒，少吃甜食、油脂性食物、豆漿、豆腐及其他黃豆製品，以免助長體內濕氣而生痰，影響肺部健康。若每次喝酒、喝豆漿後，或吃完甜食、高油脂性食物後，感覺喉嚨有痰或異物，多屬於「脾虛」、容易生痰體質。由於這類食物會助長體內濕氣，應該要控制攝取量。若有輕微的鼻塞，表示「肺氣」已經受到影響。由於尚未嚴重到呼吸困難，往往容易被忽略，可以將一邊鼻孔按壓住，只用另一邊呼吸，就可以知道兩邊鼻孔是否完全通暢無阻，是否肺氣不足。

「脾虛」與「肺氣」虛者都不應該吃生菜、喝生機飲，因為生冷食物會助長脾濕，使肺氣更虛。到了秋天時，就容易引發過敏性鼻炎，冬天則容易患咳嗽、氣喘、氣管炎與支氣管炎。對兒童、中老年人尤其應該注意。

（五）養肺「三不」

1. 不抽菸。
2. 不製造煙害（起油鍋、碳烤、煙燻）。
3. 不吃乳製品、生冷食物。

Chapter 09

破除深層呼吸運動之迷思

（一）錯誤的深層呼吸運動造成人體缺氧

當人處於壓力之下，由於壓力荷爾蒙、腎上腺素與甲狀腺素的分泌，會使新陳代謝及心跳加速，呼吸變短促，降低肺輸送氧氣至血液中的功能。長期壓力之下，久而久之，身體的含氧量越來越低，便開始產生頭暈、頭痛、胸悶、氣短、呼吸急促、疲勞心悸、心律不整、心跳過速、高血壓等症狀。

科學已證實深層呼吸運動可以改善肺輸送氧氣的量，提升肺功能。太極拳和瑜伽皆是很好的深層呼吸運動。很遺憾有些人因為學習瑜伽，得了坐骨神經痛或脊椎側彎；有些人因為打太極拳，罹患膝關節退化症或膝蓋痛；更有些人利用網路學習深層呼吸運動而造成缺氧，引發頭痛、疲勞、乏力。

深層呼吸運動其實因人而異，必須根據每個人現有的肺功能，調整每次所做的時間或呼吸運動形式，才能改善肺的輸氧量，提升肺功能。

（二）自我測試深層呼吸運動的極限指標

以下的橫膈膜深層呼吸運動，是我在臨床上用來治療呼吸短淺、呼吸急促、心慌心悸等症狀，至於每日要做多少下才適當，可自行測試。例如，您的吸氣、憋氣、吐氣秒數測量結果分別為16 秒、18 秒、14 秒，則您個人的深層呼吸運動開始訓練時的極限指標為吸氣 8 秒、憋氣 9 秒、吐氣 7 秒。

從測量結果，可以看出每個人的攝氧量，如果您發現自己的吐氣時間遠超出吸氣時間，表示吐多吸少，中醫認為是「腎氣虛」（腎氣不足），屬於腎不納氣型。如果吸氣與吐氣時間都僅僅在 5 秒左右，就是標準的「氣虛」型，不論是肺氣或腎氣都不足，則呼吸短淺、攝氧量過低，容易疲勞或頭暈、記憶力減退、不容易專注，稍微運動或爬樓梯就會氣喘如牛、上氣不接下氣。

深層呼吸運動自行測試法

1. 取一個有秒針的鬧鐘或錶，以測量自己的呼吸。
2. 對著秒針深深地吸一口氣，測量自己的吸氣極限是多少秒，並記錄下來。
3. 輕鬆地吸一口氣，並憋住氣，測量自己的憋氣極限是多少秒，並記錄下來。
4. 輕鬆地吸一口氣，慢慢地吐氣，測量自己的吐氣極限是多少秒，並記錄下來。

5. 將記錄下來的吸氣、憋氣、吐氣秒數除以 2，這就是您個人深層呼吸運動開始訓練時的極限指標。

（三） 正確的深層呼吸運動提升肺功能

依據個人深層呼吸運動訓練時的極限指標做深層呼吸運動。例如，您的個人深層呼吸運動開始訓練時的極限指標為吸氣 8 秒、憋氣（住氣）9 秒、吐氣 7 秒，則深層呼吸運動法操作如下：

1. 端坐在椅子上，將脊椎打直，兩肩放鬆自然下垂，並將兩掌輕放在兩膝上。嘴巴微微、輕輕閉上。
2. 看著秒針以鼻緩緩、輕輕吸氣 8 秒。吸氣時腹部微微鼓起，胸部、肩膀皆不動。
3. 看著秒針憋氣（住氣）9 秒。
4. 看著秒針以鼻緩緩、輕輕吐氣 7 秒。吐氣時腹部微微陷入，胸部、肩膀皆不動。
5. 重複做三次，即三個深層呼吸運動。

如果每天僅做三個深層呼吸運動後，覺得心情放鬆，就依此天天做三個深層呼吸運動。一週後可增加到每日做四個深層呼吸運動。當每天做四個深層呼吸運動後，覺得心情放鬆，可在兩週後增加為五個深層呼吸運動。當每天做五個深層呼吸運動後，覺得心情放鬆，就依此持續做一個月。五個深層呼吸運動為極限，不可超過，否則可能因為深層呼吸運動後缺氧，而造成頭暈。

持續天天做五個深層呼吸運動一個月後，再重新測量個人深層呼吸運動訓練時的極限並記錄吸氣、住氣、吐氣的時間，看看自己的攝氧量是否增加。如果吸氣、住氣、吐氣的時間都大有進步，則可以修訂新的個人深層呼吸運動訓練極限指標，並依此指標重新回到每天做三個深層呼吸運動，再逐步增加到五個深層呼吸運動。

持續天天做五個深層呼吸運動一個月後，再重新測量個人深層呼吸運動訓練極限指標。如此因循漸進的循環下去。

如果吸氣、住氣、吐氣的時間沒有明顯差異，則依照原來的指標，持續操練一個月後，再重新測量個人深層呼吸運動訓練極限新指標。

Chapter 10

提升肺功能、加強肺臟排毒的食療

（一）自然醫學提供您加強肺臟排毒的食物

綠色蔬菜

葉綠素是鎂的錯合物，綠色蔬菜多含有豐富的葉綠素及鎂。鎂可以放鬆氣管、支氣管與全身的肌肉。常食用含高葉綠素的植物，除了能保護呼吸系統，降低自由基的傷害外，也可以放鬆氣管與支氣管，紓解氣管、支氣管痙攣，改善咳嗽，是肺臟基礎排毒的首選食物之一。

葡萄

因為含有豐富的白藜蘆醇（Resveratrol）及花青素高抗氧化物質，在國外已被證實可以降低肺氣腫與肺癌罹患率。《神農本草經》將葡萄列於上品，記載：「葡萄味甘，平。主筋骨溼痺，益氣倍力，強志。忍風寒，久食輕身，不老延年。」可見中國老祖宗早就知道葡萄能增強肺功能，使氣力倍增。依據中醫理論，肺主導一身的宗氣，以推動血液循環。只有全身血管通暢，血液暢行無阻，每個細胞才能吸收到血液中的營養素，也才能提振氣力，忍風寒，不老延年。

鳳梨

豐富的鳳梨酶酵素能分解人體發炎物質，並可協助清除肺部所吸入的塵霾，降低呼吸道分泌的黏膜液，提升肺功能。

紅蘿蔔

富含類胡蘿蔔素、維生素 C 與茄紅素等高抗氧化物，也是人體重要的抗發炎營養素，可清除自由基，降低肺部感染機率。

芫荽（香菜）

含有豐富的礦物質、維生素、山奈酚、槲皮素，能協助清除肺部吸入的塵霾、重金屬滯留，降低肺臟受損機率。

(二) 傳統中醫「養肺」食療

◉ 味苦、辛食物

中醫經典《黃帝內經・素問篇》云：「肺苦氣上逆，急食苦以泄之。」肺氣以肅降為順，但是當肺有病時，氣就不能肅降而上逆，出現咳或喘，可以用苦味草藥或食物治療肺氣上逆。如杏仁、紫蘇這類苦味食物或草藥能降肺氣、止咳、平喘。

肺氣不能宣發，會產生咳喘。辛味食物或草藥有發散作用，能宣發肺氣、止咳平喘，像杏仁、紫蘇也都帶有辛味。

杏仁

杏是一種水果，果肉吃完後剩下核，核的硬殼撬開，裡面就是杏仁。杏仁分為兩種，一種味苦，微溫，有小毒，稱為苦杏仁，為中醫治咳喘之要藥；另一種味甜，叫甜杏仁，治療咳喘效果不彰，常被烘焙作為零食，或製成糕餅、保健食品等，平常在超市看到的就是這種。

前面章節提過，所有果仁都含有很豐富的必需脂肪酸，有潤腸滑便的效果，杏仁當然也不例外，選擇甜杏仁通便效果比苦杏仁要好，因為苦杏仁不能多食。

苦杏仁味道微苦，藥性很溫和，和杏仁茶的香味很像，含苦杏仁苷，水解的時候會產生氫氰酸，氫氰酸有鎮定呼吸中樞的效果，量過大時能抑制呼吸，嚴重時可能致死。《神農本草經》記載：「杏仁主咳逆上氣雷鳴，喉痺。」苦杏仁有止咳平喘的功效，可以治咳嗽氣喘就是因為氫氰酸。若有乾咳時，以少量杏仁做成粥服用，可止咳，平日不宜將苦杏仁當成保健食品過服。

杏仁粥

材料• 苦杏仁 6 公克，白米 100 公克。

調味料•

冰糖少許。

作法•

1. 苦杏仁洗淨，備用。
2. 將 2 碗水置入鍋中燒開後，加入冰糖與與白米煮到成粥狀。
3. 加入苦杏仁，稍微攪拌後立即熄火。
4. 蓋上鍋蓋燜約 5 分鐘即可食用。

紫蘇

紫蘇為每年生芳草類植物，性溫，能消痰、治咳嗽、氣喘。氣味很香，可以開胃益脾，紓解上腹部胃脹滿，又能解魚蟹的毒。含鐵質，兼可以養血。《本草從新》云：「紫蘇味辛入氣分，利肺下氣，定喘安胎，色紫兼入血分。和血止痛。祛風散寒。」我的花園種了不少紫蘇，每年秋天，紫蘇的種子——紫蘇子掉落地面又長出一堆紫蘇。紫蘇葉炒蛋味道挺好，越南料理也經常用紫蘇葉。紫蘇葉有一種特別的香味，能解魚、蟹的毒，去腥味，還可以去溼寒。我喜歡用紫蘇葉配薰鮭魚或炒青口、九孔、蛤蜊或蜆等蚌類，以平衡有殼類海產的濕寒。濕寒的食物多食，或經常食用，總會損傷身體陽氣而生痰，不利於肺氣。紫蘇葉對肺寒或風寒引發的咳嗽、氣喘帶痰很有幫助，因為它能化痰、消痰。但是中醫認為辛味能宣散肺氣，適用於肺氣不宣的痰咳氣喘很好，但對於肺氣虛者又不宜多食。

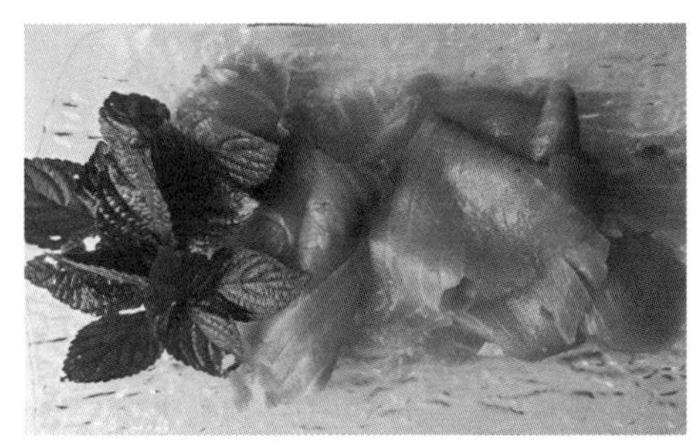

《本草從新》云：「蛤蜊肉，鹹冷，止渴解酒。蚌肉，鹹冷，除熱止渴，去濕解酒。明目去赤，治下血血崩。」紫蘇薑絲蛤蜊湯能解宿醉，對經常需要抽菸、喝酒等交際應酬的人，具有補養肝肺、協助肝臟排除酒精毒素的作用。此外，蛤、蚌富含鐵質，能預防或改善缺鐵性貧血，治療肝血虛引發的視力模糊或眼睛紅、有血絲，也能改善經血過多等症狀。

中醫認為「肝藏血，主疏泄，開竅於目」。許多女性因為肝血虛，肝不藏血，缺乏鐵質，造成經血過多，中醫稱「下血血崩」，紫蘇薑絲蛤蜊湯有很好的補血作用。但是經血量過多的女性在經期期間不宜食用，因為生薑、米酒活血，會增加出血量。

這道湯品既可以養肝保肺又能養血，紫蘇葉還有行氣作用，對經血過少、痛經的女性在經期期間食用，不僅僅補血活血，紓

紫蘇薑絲蛤蜊湯

原料・ 新鮮紫蘇葉 3 克、蛤蜊約 450 克、生薑少許、米酒 1 湯匙。

作法・

1. 將生薑洗淨切細絲備用。
2. 蛤蜊泡水吐沙後，洗淨外殼備用。
3. 將 5 小碗水置入鍋中，放入薑絲一起煮滾。
4. 放入蛤蜊，續煮到蛤蜊殼打開後立即熄火。
5. 灑上米酒及新鮮紫蘇葉，稍微攪拌一下即可食用。

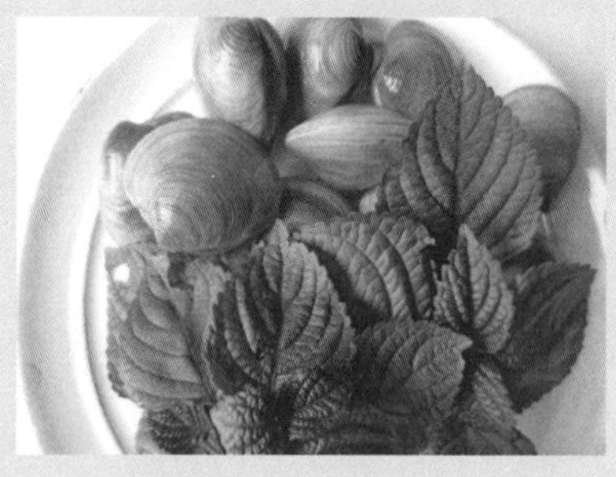
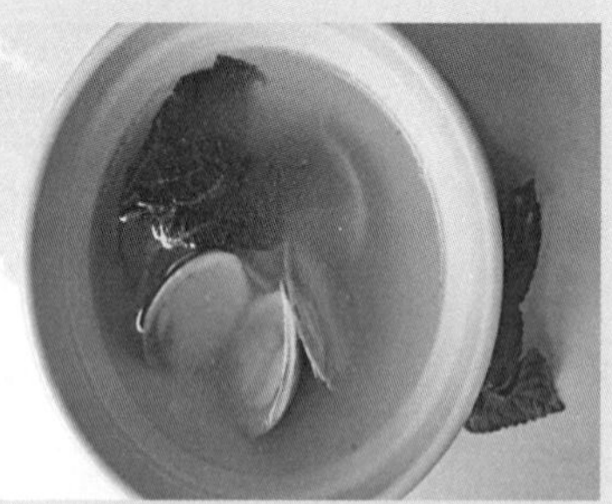

注意事項・

1. 因生薑、米酒活血，可增加出血量，患有內出血者或女性經期期間不宜食用。
2. 因蛤蜊的普林值含量很高，尿酸偏高或痛風患者不宜食用。

解經痛，還能預防經期期間受風寒感冒，但是必須加重生薑的用量到 20 公克，紫蘇葉則加重用量到 6 公克，因為女性經期期間體質轉偏寒，蛤蜊又偏冷，必須藉重生薑的熱性與紫蘇的溫性來祛寒。從營養學角度著眼，紫蘇薑絲蛤蜊湯含豐富的完整性蛋白質、維生素 A、B6、B12、C、E、鈣、磷、鐵、鎂、鉀、銅、牛磺酸等營養素，可提升身體抗氧化機能，協助肝肺排毒，紓解壓力，調節精神情志，促進消化吸收。

紫蘇子

就是紫蘇的種子，又稱蘇子。具有降血脂肪，預防血管硬化的作用。紫蘇子富含必需脂肪酸，有很好的滑腸通便效果，所以能治療便秘，但卻不適合慢性腹瀉者食用。

和紫蘇葉一樣，紫蘇子能消痰、化痰，治咳嗽氣喘，而且作用溫和，特別適合中老年人用來治療便秘、肺寒、慢性氣管炎與支氣管炎的痰咳或痰喘。秋末天氣轉涼時，可以用紫蘇子做粥，預防冬天生痰咳喘，或改善中老年人急慢性氣管炎、支氣管炎及腸燥便秘。

冰糖蘇子粥

原料• 紫蘇子 30 克、米半杯或 150 克、冰糖少許。

作法•

1. 將蘇子搗成泥備用。
2. 將米洗淨，加入 2 杯水煮至粥稠狀。
3. 加入冰糖即可食用。

注意事項•

1. 患有慢性腹瀉者不宜食用。
2. 用於治療或改善中老年人急慢性氣管炎、支氣管炎，可以分早、中、晚三次食用，五日為一個療程。
3. 用於治療腸燥便秘，可以將冰糖改成蜂蜜，於食用前加入適量蜂蜜即可食用。

西洋參

味甘微苦，性涼。《本草從新》云：「補肺降火。生津液，除煩倦。虛而有火者相宜。」西洋參又稱花旗參或粉光參，是加拿大安大略省的名產。安大略省氣候獨特，特別適合西洋參的生長，外皮粗黃，多有橫紋者為高級品。西洋參為各種參種中，少數既可以補肺氣，又可以補血的，對更年期女性的熱潮紅和其他更年期症候群也有很好的幫助。

中老年人可用西洋參補肺氣，預防感冒、過敏、氣喘、氣管與支氣管炎相關疾病，效果佳。不過得注意，感冒期間未必能服用，需由中醫師判別。若以西洋參粉養氣血，既簡易、方便又有效，每日 2 公克即足夠。也可以秋天每月燉一次西洋參香菇雞湯養肺氣。

西洋參香菇雞湯

原料• 西洋參 10 克、當歸 1 片、枸杞 10 克、紅棗 6 顆、香菇 9 大朵、生薑 2 片、烏雞或雞 1 隻。

作法•

1. 將材料洗淨。
2. 置入慢燉鍋中，加水至 7 分滿，以大火燉約 2～3 小時，即可食用。

沙參

屬桔梗科植物，因為根部質地空疏，香港和廣東地方都稱沙參為「泡參」。沙參通常指南沙參，藥性偏寒，能清除肺熱，滋養肺陰，祛痰潤肺燥，治療肺陰虛的燥熱咳嗽，但多食或久服，可能造成腹瀉。兒童體質大多偏熱，稱作「純陽之體」，容易患燥熱咳嗽；老年人津液流失，故皮膚乾燥、皺紋多，也容易患燥熱咳嗽，南沙參是滋補肺的首選食療之一。經常抽菸的人因為熱薰肺葉，造成「肺陰」虛而燥熱咳嗽，採用沙參滋養「肺陰」是較適合的選擇。

如何分辨肺熱或肺寒的咳嗽

肺熱者，睡到半夜四、五點時容易感覺到熱，頭部或胸口等上半身會流汗，因為半夜四、五點是肺經開闔的時辰。肺寒者反之。肺熱者痰多黏稠，呈淡黃色或黃色；肺寒者痰稀，吐到地上甚至呈水狀。肺熱或抽菸者保養肺，可以燉沙參山藥雪耳湯服用，不但健脾益肺，常喝也不容易造成腹瀉。

「沙參山藥雪耳湯」食療

「色白入肺」，中醫認為白色的礦石、動植物之藥性能抵達肺。山藥和雪耳（白木耳）同是色白，故藥性能修補肺。「沙參山藥雪耳湯」含極高的蛋白質、植物膠質，不但能清肺熱，祛痰潤肺燥，補肺氣和腎氣，治肺虛、肺熱咳喘或腎氣虛的咳喘，又可以修復肺片，對體虛肺熱，罹患過肺結核的人是很好的養肺食療。

從營養學的角度來看，「沙參山藥雪耳湯」食療富含蛋白質、植物膠質、鈣、鎂、鋅、維生素 B1、B2、C、膽鹼、薯蕷皂苷（Diosgenin），能強壯體質，提升人體抗氧化機能，幫助消化、穩定血糖及血壓。

沙參山藥雪耳湯

原料• 沙參 18 克、雪耳 1 個、新鮮山藥 100 克、冰糖少許。

作法•

1. 將雪耳浸軟，剪去中心較硬的部分，洗淨備用。
2. 將山藥洗淨去皮，切成塊狀備用。
3. 加入約 8 杯水，以慢燉鍋煲煮約 3 小時。
4. 加入冰糖續煮 10 分鐘即可食用。

◉ 含豐富植物膠質的食物 ——山藥、雪耳、白芨、百合、薏仁

植物膠質具有修復細胞的功能，這點在 Part 2「大腸排毒」中已說明。中醫云：「肺與大腸相表裡。」益於大腸排毒的食物也益於肺臟排毒。白木耳、山藥、百合、薏仁、麥門冬、天門冬、白芨對呼吸系統有很好的修復作用。傳說有位大將軍中箭，箭射中肺，令將軍吐血不止，性命垂危。有醫者見狀，大膽將箭拔出，只見傷口血液四射，士卒心想，這回大將軍恐命不保。只見醫者將一把藥粉快速撒上傷口，一時間，血竟然止住。調養一週後傷口已癒合。這藥粉就是白芨。

白芨

屬蘭科多年生草本植物，花朵脫俗幽美，其塊莖含豐富的植

物膠質，質地黏而澀，非常適合做成面膜，為中藥收斂止血要藥，可用於內外各種出血症，如咳血、流鼻血、吐血、便血及外傷出血都可以使用。將白芨磨成細粉用於中藥粉面膜，除了美白效果外，還可淡化痘疤及皺紋。臨床上，我經常用它調成中藥粉面膜治療病人皮膚問題，或改善膚質，效果勝於名牌保養品。

《本草匯言》寫道：「白芨，斂氣、滲痰、止血、消癰之藥也。此藥極黏膩，性極收澀，味苦氣寒，善入肺經。凡肺葉破損，因熱壅血瘀而成疾者，以此研末日服，能堅斂肺臟，封填破損。」這點我有很深的體會。

在學校學習針灸時，我曾經與同學相互針刺對方，以學習針灸手法。對方是來自蘇俄移民的加拿大護士，孔武有力。她的病人多是體型壯碩的白種人，肌肉結實，她已用針灸治療病人數年。當她針我「肩井穴」時，我頓時感到一陣刺痛而尖叫。她急忙取出針後，我的肩膀瞬間瘀青，面積之大，嚇壞了所有同學。自此以後，我經常感到呼吸短促、無法深呼吸、胸口沉悶、偶有針刺感，並出現間歇性咳嗽。自我舌診時，發現舌尖肺區出現裂縫，於裂縫處更有瘀紫色。我知道傷及鄰近肺的動脈，甚至肺尖，於是每日服用白芨粉 6 公克。由於白芨的植物膠質豐富，難以吞嚥，只能在白米粥中加入白芨粉，持續服用三年，症狀才完全消除。

白芨粥

原料• 白芨研磨粉 6 克、白米半杯。

作法•

1. 將白米依個人濃稠度喜好煮成稀飯。通常半杯白米可加 2 杯水。
2. 將煮熟的稀飯盛入小碗中，加入白芨粉 6 克，攪拌均勻即可食用。

備註•

1. 若有貧血現象，可加適量楓糖。因為楓糖含豐富的鐵質。
2. 平日有便秘情況者，可加適量蜂蜜，幫助排便。

白芨苦味很淡，加在白米粥中服用，能止各種內出血、修補受損的肺葉，特別是用於氣胸修復或肺結核的修復。足見植物膠質對細胞的修復性的確很強，不能小看膳食纖維，受健康食品市場的局限，誤以為膳食纖維只能用來減肥或幫助排便。

做完放射線或化療的病人，適當食用這些富含植物膠質的食物，受損的組織也能慢慢修復。

百合

屬百合科植物，味道甘甜、藥性平和，有寧心安神、清熱、止咳祛痰，通大小便的功用。百合科植物球莖都含有皂素，皂素為植物種子與球莖的保溼劑，有化痰的功效。百合因為藥性非常平和，所以既是中藥，又是食物，適合作為養肺食療。

「藥食同源」，所謂食療，顧名思義，就是用食物來治療身體的偏失，讓身體重回均衡狀態。所以食療應該要當藥吃，而非當飯吃，切勿矯枉過正，導致舊病剛走，新病又來。

山藥百合養生飯

原料• 乾百合 30 克、小米 1 杯、白米 1 杯、新鮮山藥 30 克、洋薏米 1/4 杯。

作法•

1. 將乾百合、洋薏米洗淨後以清水 4 杯泡過夜。
2. 新鮮山藥洗淨後去皮，切成小塊狀備用。
3. 小米、白米洗淨後瀝乾水分。
4. 將所有食材加入作法 1，置入電鍋煮約 40 分鐘。

Chapter 11

肺部保健自我推拿按摩法

(一) 強化肺功能推拿按摩法

◉ 補肺氣要穴——上合谷穴

中醫學說：「肺與大腸相表裡。」在針灸經絡學說中，大腸經屬於陽明經，是氣血最豐富的經脈，也是補氣血最好的經脈。

合谷穴

位於大腸經的原穴，是補肺氣很重要的一個穴位，同時也是治療便秘的要穴。取合谷穴貼骨的「上合谷穴」，按摩穴位補肺氣。肺氣足就不會便秘。每日可按摩二至三次。

上合谷穴推拿按摩操

1. 將右手大拇指呈 45 度角，以逆時針方向按摩左手上合谷穴 5

分鐘。

2. 將左手大拇指呈 45 度角，以順時針方向按摩右手上合谷穴 5 分鐘。

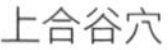

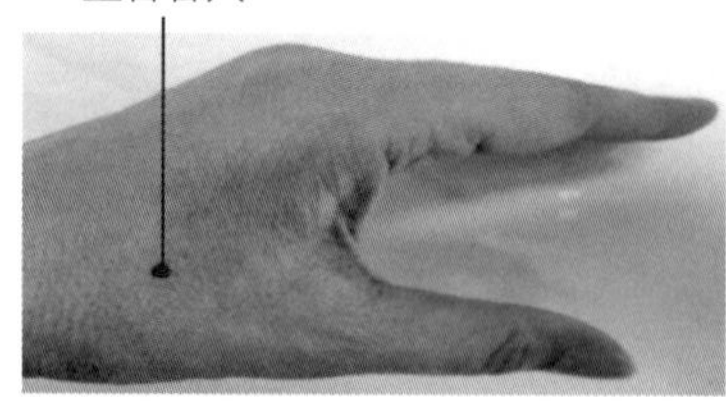

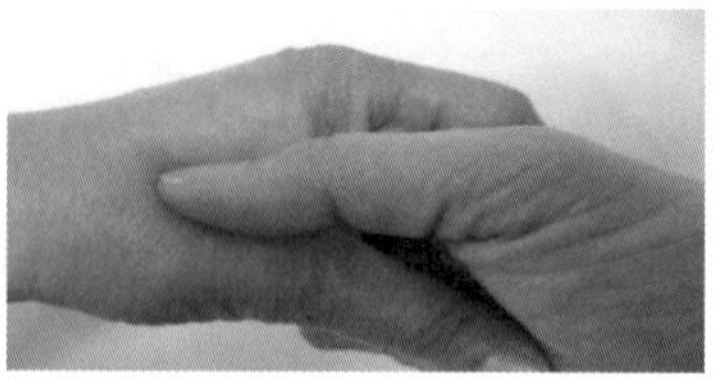

（二） 自我紓解喘咳推拿按摩法

◉ 補肺氣、腎氣，治咳喘要穴——水通穴、水金穴

水通、水金

兩穴為董氏奇穴補肺氣與腎氣，治療咳嗽、氣喘、風溼痛、疲勞倦怠的重要穴位。平時按壓這兩個穴，有補肺氣與腎氣的功效。每日可按摩二至三次。以中醫推拿技巧的「一指禪」手法按壓推拿穴位，直到穴位有痠麻感覺。

一指禪

為中醫推拿手法的一種。主要以拇指指腹或指端為著力點，透過腕部的擺動和拇指關節的屈伸，將力道持續地作用於經絡穴位。

水通穴、水金穴位推拿按摩操作法

1. 按摩時以兩手食指指腹按壓穴位。
2. 將兩手中指個別按壓在食指之上，往顴骨方向緩緩推進。
3. 重複按壓 5 分鐘。

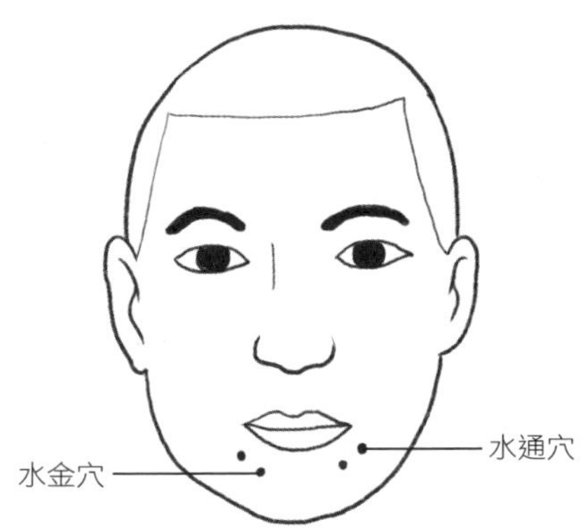

◉ 清肺熱、治咳喘要穴——列缺穴

列缺

是中國古代雷神的名字，天際一陣閃電雷鳴後，總是接著一場雨，雨後地面上的熱氣消了，雨露均霑，隨之一陣清爽。以雷神之名命名穴位，可見列缺穴在「肺經」上的功效著重在滋養肺。適合燥熱乾咳、抽菸者。

此穴位於饒骨莖突上方，是肺經、大腸經與任脈交會點，為清肺熱，補肺陰，治療頸痛、咳嗽、氣喘的要穴。每日推拿按摩列缺三至四次，有助於改善肺的輸氧量，緩解氣管與支氣管平滑肌痙攣，達到止咳平喘之效。

按壓時，以穴位有痠麻感覺為基本要求。

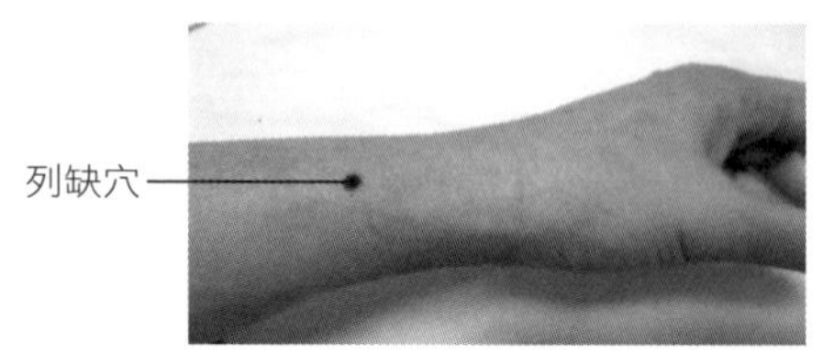

列缺穴位推拿按摩操

1. 將右手大拇指呈 45 度角，按壓左手列缺穴 10 秒鐘，直到穴位有痠麻感。
2. 以意引氣，觀想穴位痠麻感覺傳達到肘關節，續壓穴位 10 秒鐘。
3. 放鬆約半秒鐘，再續壓穴位 10 秒鐘，直到穴位有痠麻感覺傳達到肘關節。
4. 再放鬆約半秒鐘後，續壓穴位 10 秒鐘，直到穴位有痠麻感覺傳達到肘關節。
5. 以此循環做 5 分鐘。
6. 將左手大拇指呈 45 度角，按壓右手列缺穴 10 秒鐘，直到穴位有痠麻感。
7. 以意引氣，觀想穴位痠麻感覺傳達到肘關節，續壓穴位 10 秒鐘。
8. 放鬆約半秒鐘，再續壓穴位 10 秒鐘，直到穴位有痠麻感覺傳達到肘關節。

9. 再放鬆約半秒鐘後，續壓穴位 10 秒鐘，直到穴位有痠麻感覺傳達到肘關節。
10. 以此循環做 5 分鐘。

(三) 自我改善鼻塞推拿按摩法

肺開竅於鼻，迎香穴位於鼻翼旁五分，為治鼻塞、嗅覺不敏的要穴，能宣通肺氣，開通鼻竅，治療過敏性鼻炎與鼻塞。

迎香穴位推拿按摩操

1. 推拿按摩時以兩手食指指腹按壓穴位。
2. 將兩手中指個別按壓在食指之上，右手食指以順時針方向，左手食指則以逆時針方向，各推拿按摩 5 分鐘直到有痠熱感覺。
3. 每日依此法按摩三至四次。

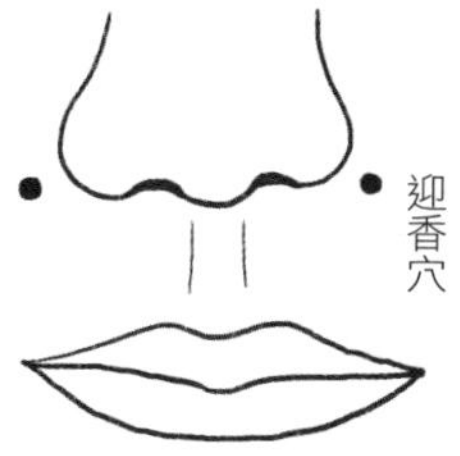

肝臟排毒

PART 4

Chapter 12

認識肝臟排毒

（一） 肝臟有哪些排毒機能

- 過濾血液。
- 製造膽汁。
- 分解毒素（Phase I Liver Detoxification）。
- 排除毒素（Phase II Liver Detoxification）。

過濾血液

肝臟是人體最重要的排毒器官之一，也是人體重要的新陳代謝中心，更是荷爾蒙接受器的大本營。健康的肝臟排毒機能對預防癌症尤其重要。當人體的免疫系統與入侵的病毒及細菌作戰時，不論是戰死的免疫細胞、細菌或病毒都會產生毒素留在血液中，這些毒素稱為「細胞毒素」。**血液中的細胞毒素只有仰賴肝臟過濾，淨化血液，才能維持人體健康。肝臟是參與血液排毒的**

主要器官之一。

當不小心吃進污染物或發霉腐敗而含有黴菌、大腸桿菌、病毒、毒素的食物時，肝臟的巨噬細胞（Kupffer Cell）會吞噬進入人體的這些病原體，防止血液感染，引發敗血症而致死。肝臟的巨噬細胞（Kupffer Cell）是過濾血液的第一關鍵，並能吞噬人體受損的白血球或紅血球，過濾血液，清除血液中的這些細胞毒素。

製造膽汁

肝臟製造膽汁，消化脂肪。當過量攝取脂肪時，肝臟就需製造更多的膽汁以消化脂肪。膽汁還會吸附分子結構簡單的毒素與重金屬，將其經由糞便排出體外。人體過多的鈣，也是經由膽汁吸附，由糞便排出體外，預防器官鈣化或產生結石。因此，膽道結石患者必須控制脂肪的攝取，避免過多膽汁阻塞膽道造成黃疸。

分解毒素（Phase I Liver Detoxification）

深層的肝臟排毒涵蓋兩個程序，第一個程序為解毒，即分解毒素；第二個程序是排毒，也就是排除毒素。毒素基本上分為「脂溶性毒素」與「水溶性毒素」兩大類型。水溶性毒素經由身體的水液，如汗水和尿液就能排出體外。脂溶性毒素不能溶於水，就必須經由肝臟處理，將其轉化成水溶性毒素後，才能隨汗液及尿液排出體外。農藥、抗生素、荷爾蒙、類固醇、止痛藥及其他藥物產生的毒素皆為脂溶性毒素。

試想，如果農藥是水溶性，下場大雨，農人噴灑在蔬果上的藥劑就會被雨水沖洗掉，農藥也就失效。加拿大政府為了環保，禁止住家使用脂溶性肥料保養草皮，只能使用水溶性。因此，使用水溶性肥料時，最好選擇下細雨時，能幫助肥料溶於水，利於草皮吸收。但如果傾盆大雨，肥料就會被雨水沖洗掉，就白忙一場。如果抗生素、荷爾蒙、類固醇、止痛藥等藥物皆為水溶性，當人們多喝水時，恐怕還來不及吸收藥物，藥劑就已經隨著尿液排出體外。這些藥就無法發揮效果。

肝臟分解毒素時，體內會產生很多游離的氧元素，稱作自由基。當自由基與人體內其他物質接觸後，這些物質就會被氧化，損傷身體器官及組織，或產生致癌物。所以肝臟在啟動解毒的程序後，必須緊接著啟動排毒程序，否則已分解的水溶性毒素將溶解在血液裡，隨著血液循環至全身，造成中毒。

肝臟利用蛋白質製造的「細胞色素 P450」酵素系統分解毒素，將毒素經氧化、還原及水解作用後，轉化成水溶性毒素。

排除毒素（Phase II Liver Detoxification）

肝臟排毒的第二個程序（排毒）主要是將水溶性毒素，或結構複雜的少部分脂溶性毒素，經七種不同的管道排出體外，最終轉換成水，在人體重新利用。

（二）肝臟如何排除結構複雜的毒素——農藥殘餘、化學藥劑、化學毒素、致癌物如何排出人體

由於毒素的化學分子結構不同，排除複雜結構毒素的七種不同管道包括：

1. 穀胱甘肽共軛作用

穀胱甘肽（Glutathione，GSH）

由三種不必需蛋白質氨基酸（人體能自行合成，不需仰賴攝入）：谷氨酸（Glutamate，也被譯為穀氨酸、麩氨酸）、半胱氨酸（Cysteine）及甘氨酸（Glycine）合成，是人體內非常重要的抗癌物、強效的自由基清除者，能保護細胞免於氧化（抗氧化），預防癌症。穀胱甘肽在肝臟排毒的過程中，除了強效清除自由基外，還有一項重要功能就是產生穀胱甘肽共軛作用。

穀胱甘肽共軛作用（Glutathione Conjugation）

是肝臟將脂溶性毒素轉化成水溶性毒素的一種生化反應。脂溶性毒素無法隨著汗液和尿液排出體外，容易囤積在人體的脂肪組織，如淋巴組織及大腦，造成頭痛、嗜睡、健忘、倦怠、無法集中注意力等症狀。

肝臟利用穀胱甘肽共軛作用排除香菸、酒精、殺蟲劑、農

藥、止痛藥（如普拿疼）、重金屬（如汞、鉛、鋁）等脂溶性毒素。當人體內穀胱甘肽過低時，會造成重金屬中毒，誘發肺纖維化、肝硬化、心肌血管疾病或致癌。

經常攝入殺蟲劑、農藥殘餘；服用止痛藥、抗生素；或抽菸、喝酒的人，肝臟疲於排毒，體內自由基就會偏高，導致穀胱甘肽耗損太多，降低血液中穀胱甘肽的濃度，提高罹癌率。

2. 氨基酸共軛作用

肝臟排除毒素過程中，多種氨基酸被肝臟用來中和毒素，如精氨酸（Arginine）、甘氨酸（Glycine）、麩醯胺酸（Glutamine，也被譯為谷氨酰胺或穀氨醯胺）、牛磺酸（Taurine）、鳥氨酸（Ornithine）等，其中甘氨酸使用最頻繁。

氨基酸共軛作用（Amino Acid Conjugation）主要用來清除阿斯匹靈、防腐劑、苯乙酸殺蟲劑和植物生長劑等毒素。**飲食中若缺乏蛋白質營養素，會使肝臟排毒功能變差，氨基酸共軛作用則無法有效進行，體內過量的化學物質也就無法排出。**

阿斯匹靈作為止痛藥、消炎藥、退燒藥與抗凝血劑，是目前全世界使用最普遍的非類固醇抗發炎藥物。在美國，每年至少吃掉 500 億顆阿斯匹靈，價值至少 6 億美元。有醫生宣稱，每天服用一顆阿斯匹靈能預防心肌血管疾病，使得阿斯匹靈被濫用的情況日趨嚴重。藥物濫用造成肝硬化的患者有逐年升高的趨勢。

肝臟功能很複雜，無法同時分解毒素、排除毒素、代謝膽固醇、製造膽汁、消化脂肪、接收壓力荷爾蒙、過濾血液，又釋放

肝糖以穩定血糖。因此每天服用一顆阿斯匹靈，就多製造一些毒素，增加肝臟負擔，可能產生肝臟代謝脂肪與膽固醇不良，反而提升心肌血管疾病的罹患率。

依據美國衛生系統藥師協會（American Society of Health System Pharmacists）資料顯示，阿斯匹靈會造成肝毒性、淤膽型肝炎（膽汁淤積性肝炎）、異位性皮膚炎、皮膚過敏、氣喘、凝血困難、腸胃潰瘍、水腫等副作用。

有廣告宣稱，止痛藥既不是抗生素也不是類固醇，不會傷害身體，這是誤導消費者。阿斯匹靈、普拿疼都是使用很普遍的非類固醇抗發炎藥，就是一種止痛藥。藥物具有化學毒素，需要仰賴肝臟排除毒素，**藥物濫用最容易造成藥物性肝硬化**。

3. 甲基化反應

甲基化（Methylation）是肝臟排除體內藥物毒素非常重要的生化反應。這些藥物毒素包括抗組織胺藥物、荷爾蒙及神經傳導用藥，例如避孕藥、甲狀腺素用藥、胰島素用藥、雌激素用藥、憂鬱症及與焦慮症用藥等。一個健康的人，每秒鐘在體內進行的甲基化反應可能超過十億次。

甲基化過程必須有甲硫氨酸（Methionine）參與才能達成。甲硫氨酸是人體唯一無法自行合成的含硫必需氨基酸，也是人體內活性甲基和硫的主要來源，因此是肝臟排毒，清除人體自由基，抗氧化不可缺少的蛋白質氨基酸。

必需氨基酸指人體無法自行合成，必須仰賴食物攝入，才能獲得的氨基酸。飲食中若蛋白質攝取不足，就容易造成必需氨基酸不足，影響肝臟排毒。蛋含有豐富的甲硫氨酸，是補充甲硫氨酸的重要來源，故甲硫氨酸又稱蛋氨酸。

肝臟利用甲硫氨酸釋放甲基群（Methyl Groups）接合毒素，使毒素喪失毒性，最後轉換成水分子，在體內回收、使用。甲硫氨酸可以預防、改善慢性與急性肝炎、肝硬化、肝纖維化等肝臟疾病，也能緩解中毒。甲基化反應也是人體保護心肌血管免於氧化受損，降低心臟疾病和癌症的重要生化反應。

4. 硫酸化作用

硫酸化作用（Sulfation）是將毒素與含硫的複合物接合，使毒性降低，溶於水，以利腎臟排出或部分隨膽汁排出人體的生化反應。**肝臟利用硫酸化作用排除藥物毒素、食品添加劑、腸道細菌所產生的毒素、環境毒素、人體神經傳導物質及荷爾蒙代謝物，如雌激素、甲狀腺素等。**

硫酸化作用當然還是需要唯一含硫的必需氨基酸——甲硫氨酸的參與。甲硫氨酸可以轉化成半胱氨酸提供硫酸化作用所需的硫（Sulfur）。硫酸化作用是人體排除神經傳導物質代謝毒素最主要的途徑。因此，**當肝功能異常，硫酸化作用趨緩時，可能造成神經系統的異常，引發精神方面的疾病，如憂鬱症、焦慮症、躁鬱症、狂躁症等**。所以中醫在治療精神疾病，總以治肝為主。中醫名方「逍遙散」就是「疏肝解鬱」、樂逍遙之意。

飲食中必須攝取足夠的含甲硫氨酸、半胱氨酸與硫的食物，才能維持硫酸化作用正常運作。食物中含有類似硫磺味道的，如蛋黃、青椒、韭菜、黃瓜、大蒜、洋蔥、蘆筍、芥藍菜、高麗菜、綠花椰菜、鱈魚、芝麻、乳酪等都含有硫。

5. 乙醯化作用

肝臟利用乙醯輔酶 A（Acetyl-CoA）接合毒素，將毒素弱化的一種生化反應，稱作乙醯化作用（Acetylation）。乙醯輔酶 A 是人體新陳代謝不可缺少的催化劑，主要由多種必需氨基酸——異白氨酸（Isoleucine）、白氨酸（Leucine）、色氨酸（Tryptophan）、苯丙氨酸（Phenylalanine）及離氨酸（Lysine）等以不同途徑合成，也可以由脂肪酸或丙酮酸（Pyruvate）轉化而來。

異白氨酸是人體合成血紅素（Hemoglobin）的必需物質；白氨酸是人體合成類固醇及醇類荷爾蒙（如雌激素、雄性激素）的必需氨基酸；苯丙氨酸是神經傳導物質多巴胺（Dopamine）和正腎上腺素（Norepinephrine）的前驅物，也是製造甲狀腺素不可缺少的氨基酸——酪氨酸（Tyrosine）的前驅物。

色氨酸是製造腦部神經傳導物質血清素（Serotonin）的主要元素，也是維生素B3（菸鹼酸）的前驅物。**缺乏血清素和多巴胺會引發憂鬱症和失眠**。醫學已證實，缺乏多巴胺可造成帕金森氏症（Parkinson's Disease）。富含色氨酸的食物有海藻類、菠菜、比目魚、鮭魚、螃蟹、蝦、鴨肉、羊肉、蛋白、動物腎臟（如豬腰）等。

乙醯化作用最主要是用來排除磺胺類藥物（Sulfa Drugs），

如黃胺類抗生素。當使用磺胺類抗生素時，需注意副作用。磺胺類藥物有引起周圍神經炎的副作用，對磺胺藥物過敏、肝腎功能不佳，或有末梢神經炎病人應避免服用。

磺胺類藥物經常被使用在泌尿道感染、肺炎、肺結核等。**當肝功能低落、乙醯化作用趨緩時，就容易對磺胺類藥物與抗生素產生過敏反應。**

6. 葡萄糖醛酸化作用

葡萄糖醛酸化作用（Glucuronidation）是肝臟利用葡萄糖醛酸（Glucuronic Acid）接合毒素，排除毒素的生化反應。主要用來排除降膽固醇藥、降血脂藥、降血糖藥、阿斯匹靈、薄荷腦（Menthol）、食品添加劑、苯甲酸類（Benzoates）防腐劑，與荷爾蒙的毒性。

阿斯匹靈作為抗凝血劑，經常用來治療高血壓或心肌血管疾病。一般人的葡萄糖醛酸化作用很少出現異狀，但是對於經常服用降血脂藥、降血糖藥、阿斯匹靈與過食防腐劑者，則因耗損過多的葡萄糖醛酸，造成葡萄糖醛酸化作用趨緩，體內毒素增高。

維持葡萄糖醛酸化作用的正常運作，必須多食用含甲硫氨酸、半胱氨酸與硫的食物。長期服用降血脂、降血糖、阿斯匹靈等藥物的人，更應該注意多食用上述食物，並且禁止食用葡萄柚。葡萄柚可抑制葡萄糖醛酸化作用造成阿斯匹靈、降血脂與降血糖等藥物中毒，損傷肝腎，嚴重時可能危及性命。

加拿大最新研究資料指示，有越來越多的藥物不能與葡萄柚

一同服用，包括降血壓藥、抗癌藥與泌尿科藥物等。

7. 硫氧化作用

硫氧化作用（Sulfoxidation）主要用來代謝含硫（Sulfur）或亞硫酸鹽（Sulfite）的食物，以及含硫的藥物。較常見的含硫藥物有鎮靜劑、氣喘藥等。亞硫酸鹽經常被用在釀酒工業、食品添加劑與食物保鮮，作為防腐劑使用。

葡萄酒含有亞硫酸鹽，即使是有機葡萄酒，都含有亞硫酸鹽，只是含量較低。因為亞硫酸鹽能抑制葡萄酒持續發酵走味，釀酒廠為了保持葡萄酒的香醇，會在適當時機加入亞硫酸鹽。雖然有機葡萄酒宣稱無添加亞硫酸鹽，但釀製過程也會出現少量的亞硫酸鹽，飲酒過量依然會累積過高亞硫酸鹽。酒精與亞硫酸鹽都會增加體內毒素，不利肝臟排毒，影響健康，喜歡喝葡萄酒的人更應該注意。

含有亞硫酸鹽防腐劑的食物充斥市場，如小孩吃的零食、洋芋片、糕餅、豆乾、蜜餞、乾果、乾糧、南北雜貨等加工食品。長期食入亞硫酸鹽會誘導氣喘及過敏反應，產生皮膚問題，如蕁麻疹、銀屑癬、牛皮癬等。諷刺的是，氣喘藥中常含有亞硫酸鹽。這也是造成部分病人對氣喘藥過敏的原因。

不少兒童因經常吃零食而造成過敏反應，許多父母不知道零食中的食品添加劑會誘導過敏反應。西方有個「水桶效應」（The bucket theory of allergies）學說理論，用於說明過敏反應。指人體對毒素的耐受性就像一個水桶，毒素一點一滴、一天天的累積，直到毒素裝滿水桶時，毒素就溢出，啟動免疫系統的過敏反應。人體就好比水桶，昨日吃了一堆的零食，喝下幾杯葡萄酒都沒事，幾天後再如此享受卻可能長出蕁麻疹，癢得讓人難受。原因很單純，就是人體累積毒素的「水桶」已經滿溢，身體無法持續負荷，毒素就氾濫，引發免疫系統的各種連串反應，過敏反應只是其中一種而已。

半胱氨酸及唯一含硫的必需氨基酸——甲硫氨酸是執行硫氧化作用最常用及最重要的原料。硫氧化作用當中，亞硫酸鹽氧化酶（Sulfite Oxidase）可以將亞硫酸鹽代謝為安全的無機硫酸鹽（Sulfate），提供肝臟排毒「硫酸化作用」所需的硫元素。硫氧化作用需要含硫的物質才能運作。因此，硫氧化作用在人體可以被視為硫元素的回收系統，把對人體有害的硫複合物轉換成對人體可以再利用的有益物質。

正常人體內不會缺乏亞硫酸鹽氧化酶。若經常食用含有亞硫酸鹽（防腐劑）的食品，將耗損過多的亞硫酸鹽氧化酶，使得硫氧化作用趨緩，身體就會開始對亞硫酸鹽很敏感，特別是有氣喘病史的人，應該多吃新鮮的食物，盡量少吃加工食品。**微量元素鉬（Molybdenum）可以促進肝臟排毒的硫氧化作用。**

（三）破除「橄欖油排膽結石法」為肝臟基礎排毒之迷思

橄欖油排膽結石法

受自然醫學與印度阿育吠陀醫學廣為推廣、運用，在北美盛行一段期間。由前文所述的「肝臟有哪些排毒機能」中，可以清楚看出排膽結石只是肝膽排毒的一小部分而已，故不可將橄欖油排膽結石法視作肝膽排毒的全貌。肝臟的生理功能十分複雜，膽結石的排除僅屬肝臟代謝膽固醇、膽汁、膽紅素及鈣質的部分功能，與肝臟如何排除荷爾蒙殘餘、防腐劑、食品添加劑、農藥、殺蟲劑、抗生素、類固醇、止痛藥等藥物毒素殘餘完全不同，故橄欖油排膽結石法並不等同於肝膽排毒。

由於橄欖油排膽結石法頗具爭議性，特別在台灣與中國，政府沒有自然療法師或自然療法醫生的資格認定考核，只能任由健康產業遊走於法律邊緣操作肝膽排毒，將橄欖油排膽結石法與肝膽排毒混為一談。

吐法

「橄欖油排膽結石法」有「吐法」（催吐）和「瀉法」兩種。「吐法」危險性高，若膽囊內的結石直徑達一公分，催吐過程中，膽囊內的結石可能卡住膽道、膽管，造成膽道、膽管阻塞，引發黃疸而危及生命。

至今日，排毒業者、自然療法從業人員仍然喜愛「橄欖油排膽結石法」，原因是成本低、噱頭大，群眾樂於買單。橄欖油排膽結石法對輕微的膽囊中細小結石確實有一些效果，但風險高，不適合每個人。尤其是「吐法」，必須經過專業人員的分析、嚴格判斷及操作，才能控制風險。

美、加印度阿育吠陀醫學專業人員、替代性療法師及自然療法師，仍然使用「橄欖油排膽結石法」替病人定期清除膽囊中的細小結石。前提是病人已經先做過超音波檢查，並未發現有直徑超過五公分的結石，膽囊中的細小結石數量也不高，且未有膽道阻塞或黃疸現象。

瀉法

亞洲氣候溼熱，加上華人向來崇尚美食，飲食過量造成便秘者居高，「瀉法」就成為亞洲排毒、養生市場的操作首選。「瀉法」除了橄欖油、檸檬汁以外，還需要瀉鹽。瀉鹽為一種硫酸鎂（Magnesium Sulfate）。

硫酸鎂

易溶於水，內服不易被腸壁吸收，導瀉速度很快。臨床使用，主要製成灌腸劑，用於清除腸道內毒物。「鎂」作為人體重要的鬆弛劑及鎮定劑，能放鬆人體各種肌肉，包括心肌、骨骼肌、膀胱、腸胃的平滑肌。臨床用於降壓、導瀉、利膽、清結石，治療焦慮、過動、失眠、痙攣、抽搐、心肌梗塞、心律失常、心悸、支氣管炎、哮喘等症狀。「瀉法」相對於「吐法」，風險較低，但效果不明顯。

然而，瀉法也不是絕對安全，患有慢性腸炎、腹痛、慢性胃炎、慢性腹瀉、腸胃功能低落者，使用不當，可能引發急性腸胃炎，腎功能障礙者更可能導致鎂中毒，引起虛脫、呼吸困難。

橄欖油排膽結石法中需要用到大量橄欖油。冷壓榨法第一次提取的橄欖油富含很高的必需脂肪酸及葉綠素，被認為是很健康的油，這種油較適合用來排膽結石。其實冷壓榨法第一次提取的芝麻油也含很高的必需脂肪酸，同樣可以用來排膽結石。阿育吠陀醫學經常使用必需脂肪酸排膽結石或幫助排便，因為必需脂肪酸除了有滑腸、滋潤膽道的功能外，還能抑制發炎、修復細胞膜。

排膽結石並不同於肝臟排毒

肝臟排毒期間不宜食用含高脂肪酸食物，會抑制肝臟排毒。高脂肪酸食物會迫使肝臟分泌大量膽汁以消化脂肪，增加肝臟負擔，使肝臟排毒趨緩。業界常把橄欖油排膽結石法宣導成肝膽排毒，是不恰當的說法。

排毒營以橄欖油排肝臟毒素，也是不正確的作法。**肝功能低落者在服用大量的脂肪酸後，可能產生嚴重的脇下痛**。我曾經受邀到北京為一家專門負責排毒的公司演講。休息時間，這家公司讓參加的會員飲用大量橄欖油加檸檬汁，以排膽結石。3 至 4 小時後，有三位會員出現腹部劇痛，其中一位有嚴重噁心感，痛苦異常。這些病人原來就肝功能低落，服用大量的橄欖油後刺激膽汁的大量分泌，造成脇下和上腹部劇痛異常。

Chapter 13

破除必需脂肪酸 Omega-3、Omega-6 之迷思

(一) 認識脂肪酸

◉ 脂肪酸的種類

脂肪酸是人體很重要的宏量營養素及能量來源。**依照脂肪酸的穩定性與否，可分為穩定性高的飽和脂肪酸與穩定性低的不飽和脂肪酸**；也可依人體的需要攝取與否，分為必需脂肪酸（EFA）與不必需脂肪酸（non-EFA）。人體無法自行合成，必須仰賴食物攝取的稱「必需脂肪酸」，如多元不飽和脂肪酸 Omega-3（LNA）及 Omega-6（LA）。人體可自行合成，不需仰賴食物攝取的稱為「不必需脂肪酸」，如飽和脂肪酸及單元不飽和脂肪酸 Omega-9。

人體可從 Omega-3 和 Omega-6 製造出各種所需的其他種多元不飽和脂肪酸。因此 Omega-3 和 Omega-6 對人體特別重要。

動物脂肪大多為飽和脂肪酸，穩定性最好；魚類與海豹含有很高的必需脂肪酸。植物脂肪大多為不飽和脂肪酸，其穩定性最低，容易被氧化，常溫下呈液態狀。飽和脂肪酸因為穩定性高，不易被氧化，常溫下呈固體狀。

（二）必需脂肪酸 Omega-3、Omega-6 對人體的作用——幫助排毒、穩定血糖、調控荷爾蒙、強化免疫力

必需脂肪酸主要作為建構細胞與組織，並不供應能量產出，例如：Omega-3、及 Omega-6 為建構細胞膜及大腦神經髓鞘主要物質；不必需脂肪酸主要供應能量產出。因此，多吃含高必需脂肪酸的食物不會發胖，但多吃含高不必需脂肪酸的食物，不運動就會發胖。如腰果、花生、核桃、杏仁果等堅果類，含很高的單元不飽和脂肪酸 Omega-9，吃多了，不運動就會發胖；蔬菜含較高的必需脂肪酸，吃多了也不易發胖。

多元不飽和脂肪酸 Omega-3 與 Omega-6 生理作用

1. 多元不飽和脂肪酸 Omega-3 與 Omega-6 為合成前列腺素、醇類荷爾蒙，如性荷爾蒙、腎上腺皮脂醇等必需的營養素。
2. Omega-3 與 Omega-6 在人體的適當比例，控制著身體發炎與

消炎機制，影響人體免疫機能甚鉅。

3. 為構成大腦神經髓鞘與細胞膜的主要元素。
4. 調控細胞膜的滲透性與細胞膜上酵素、抗體、荷爾蒙，例如胰島素、腎上腺素、甲狀腺素等受體的機制，具有調控荷爾蒙作用。
5. 可強化細胞膜上的受體，穩定荷爾蒙分泌，改善荷爾蒙失調引發的疾病。
6. 是淨化腸道、協助排毒、強化消化機能與提升免疫系統不可或缺的重要營養素。
7. 主要作為建構細胞與組織之用，並不作為供應能量產出。

EPA、DHA

為組成 Omega-3 多元不飽和脂肪酸的重要物質。EPA、DHA 可協助前列腺素 PGE1 及前列腺素 PGE3 的合成，抑制前列腺素 PGE2 的合成，以降低發炎反應及過敏反應。人體若缺乏 EPA 及 DHA，所攝食的 Omega-6 將轉換為引發人體發炎與過敏反應的前列腺素 PGE2。

前列腺素 PGE1、前列腺素 PGE3

能有效的抑制血小板凝固，預防及減少血栓形成，並可促進三酸甘油酯的代謝，降低膽固醇及血液黏稠度，使血管保持暢通。

缺乏 Omega-3 與 Omega-6 會降低人體細胞膜的滲透性，使營養素無法穿越細胞膜，進入細胞中代謝，而產生慢性倦怠症，降低免疫機能。細胞代謝後的廢物及毒素也無法排出細胞體外，造成 DNA 及 RNA 受損，提高細胞病變的機率。Omega-3 還可提升人體對葡萄糖的耐受性，減緩葡萄糖的代謝，使葡萄糖緩慢的釋放於血液中，達到**穩定血糖之效，預防及改善糖尿病**。

魚類

Omega-3 是合成前列腺素 PGE1、前列腺素 PGE3 的主要原料。魚類含很高的 Omega-3，可以用來平衡飲食中的 Omega-3 不足。

亞麻仁籽油

大部分植物油如葵花油、玉米油、大豆油、芝麻油、芥菜籽油、萵苣油，其結構中，Omega-6 含量皆遠高於 Omega-3。長期使用，會造成人體中 Omega-3 和 Omega-6 的比例嚴重失調，而使 Omega-6 易轉換為引發人體發炎、過敏反應的前列腺素 PGE2，誘導過敏現象。**亞麻仁籽油是少數植物體中 Omega-3 高於 Omega-6 者，為一種優質的植物性必需脂肪酸，為素食者最佳選擇**。

(三) Omega-3、Omega-6 之迷思——反式脂肪

◉ 揭開 Omega-3、Omega-6 如何損傷心肌血管的真相

人體一切脂肪皆由肝臟分泌的膽汁消化、代謝。**多元不飽和脂肪酸 Omega-3、Omega-6 因為很不穩定，容易與氧結合，造成氧化，故不宜加溫**。中國人飲食喜歡煎、炒、炸、起油鍋，嚴重破壞植物油中 Omega-3 和 Omega-6 的結構，使其在**高溫下轉化成反式脂肪（又稱逆脂質）**。人體肝臟因無法消化反式脂肪，會使其累積在血管壁，破壞人體正常生理機能，導致許多的現代文明病，如心肌血管疾病、過敏、癌症、荷爾蒙失調、高血壓及糖尿病等。

高溫加熱後的植物油會轉變成反式脂肪；食用油反覆加溫，也會轉變成反式脂肪。反式脂肪會造成身體抗氧化物質過低，誘導發炎反應。喜歡吃高溫油炸食物的人，體內反式脂肪容易過高，引發低密度脂蛋白（LDL）過高。2020 年位於加拿大安大略省的多倫多大學有一研究報告指出，現代人膽固醇過高、罹患心肌血管疾病的很大原因，應歸咎於反式脂肪。

現代人使用植物油較多，但是植物油不耐高溫。很多人把葡萄籽油、蔬菜油用於高溫煎、炒、煮、炸，在其過程中，就會產生反式脂肪。反式脂肪才是造成血管發炎，引發心肌血管疾病的

重要原因。因此經常外食者應當注意，避免食用反覆加溫過的油脂；魚最好以水煮、清蒸方式烹調；橄欖油只能生食；蔬菜油炒菜、烹調不宜起油鍋，最好與食物一起置入鍋中烹煮，避免生成反式脂肪。

海豹油及魚油

含 Omega-3 較高的營養補充品（保健品）有海豹油及魚油。海豹為一種海洋哺乳動物，含有豐富的 Omega-3 外，還含有極高的天然抗氧劑角鯊烯（Squalene）及維生素 A、E。其特殊的結構比例，讓海豹油不易氧化變質。

Omega-3 不飽和脂肪酸本身很容易氧化變質，不易儲存。魚油不含這些抗氧化物質，當然也很容易氧化變質。因此魚油及植物性提取 Omega-3 為延長其保存期限，必須在製作過程添加抗氧化劑，維生素 E 是最好的抗氧化劑。購買魚油及植物性提取 Omega-3 時，必須選購有添加維生素 E 的商品。純魚油在提取與精煉過程如果沒有添加維生素 E，Omega-3 與空氣接觸後就已遭氧化變質。如此不但增加肝臟負荷，還會刮傷脆弱的血管壁，使血管壁增厚，誘導心肌血管疾病。

脂肪為動物體中最容易囤積毒素的組織，海洋污染可能讓海豹油或魚油含過氧化物、重金屬殘餘（汞、鉛、鎘、砷）及其他化學毒素，故應該慎選有保障的產品。

◉ 揭開蔬菜油、橄欖油炒菜致癌的真相

蔬菜油、橄欖油

所含的 Omega-6 遠高於 Omega-3，長期使用會造成人體中 Omega-3 和 Omega-6 比例嚴重失調，使 Omega-6 易轉換為引發人體過敏反應的前列腺素 PGE2，誘導發炎及過敏現象。**慢性發炎反應正是慢性疾病，如動脈硬化、糖尿病及多種癌症的起因。**

此外高熱或反覆加溫過的蔬菜油、橄欖油容易轉變成反式脂肪，長期累積，會誘導全身性發炎及過敏反應，提升癌症罹患率。

植物油起油鍋製造的煙害——多環芳香烴（PAHs）化合物已確定為致癌物。長期接觸高濃度多環性芳香烴，會導致各種癌症，如皮膚癌、肺癌、胃癌及肝癌等。

煙點

煙點越高的植物油，越可以耐高溫。加熱過程，不超過煙點，可產生較少煙害。目前歐美營養學界新發現，認為**煙點（Smoke Point）最高的植物油是精製酪梨油**，煙點為攝氏 270～271 度；其次為精製紅花籽油，煙點為攝氏 266 度；脫臘葵花籽油煙點為攝氏 252～254 度；精製椰子油煙點則為攝氏 232 度。

一般高溫油炸的溫度可以達到攝氏 177～232 度，故用於油炸最安全的植物油，煙點最好達到 232 度以上。酪梨油是植物油中最耐高溫的油，比椰子油更適合拿來炒菜、煎牛排等。**蔬菜**

油、橄欖油煙點太低，不宜加熱、高溫烹調，容易製造致癌物多環芳香煙（PAHs）。

Chapter 14

破除「減肥」迷思

(一)「減肥」首要強肝——肝臟為脂肪消化、吸收、利用、代謝的主要器官

任何慢性疾病，如心肌血管疾病、肝硬化、關節炎、糖尿病、腎上腺倦怠症候群等都與肥胖有關，所以**肥胖被視為萬病之源**。減肥為何首要強肝？必須先了解肝臟與脂肪代謝有關的生理功能。

◉ 穩定壓力荷爾蒙、穩定體重

肝臟是所有器官中最勞累的，因此《黃帝內經》云：「肝者，罷極之本。」它是人體所有壓力荷爾蒙的接受器，不論是甲狀腺素、胰島素、腎上腺素等壓力荷爾蒙的重要受體皆為肝細胞。倘若胰臟釋放的胰島素，肝臟細胞不夠敏感而未接受到，胰臟就會持續釋放胰島素，直到肝細胞胰島素受體與胰島素結合

後，才能使細胞周圍的葡萄糖進入到細胞中代謝，被組織利用。因此胰島素受體數目越多或越敏感，親和力越強，胰島素作用能力就越強。反之，肝細胞對胰島素不敏感，就會造成血糖過高，引發第二型糖尿病，影響體重。

甲狀腺亢進的主要原因之一，也是因為肝細胞受體對甲狀腺素不敏感，而造成血液中甲狀腺素過高（甲狀腺亢進），引發焦慮、緊張、失眠、體重增加或減輕。

人體處於緊張與壓力之下，甲狀腺素、胰島素、腎上腺素等壓力荷爾蒙會釋放增加，以促進新陳代謝，有助於燃燒脂肪，提高能量產出，因應壓力之下所需的高能量。當壓力荷爾蒙釋放時，人體不會有飢餓感；因此，短期壓力有助於減肥。

如果肝細胞受體對壓力荷爾蒙不敏感，將使壓力荷爾蒙不斷釋放，造成血液中壓力荷爾蒙過高，虛耗壓力荷爾蒙，最終引發壓力荷爾蒙不足。壓力荷爾蒙過低，會導致新陳代謝趨緩，產生嗜睡、倦怠、情緒低落、健忘、無法專注、缺乏動力等症狀，最終引發肥胖。

中樞性厭食減肥劑（Central Anorexiants）就是專門作用在壓力荷爾蒙，使其分泌升高後，促進新陳代謝，助於燃燒脂肪、抑制食慾。中樞性厭食減肥劑可能造成中樞神經興奮過度，導致失眠、心悸、心慌、心律不整、厭食等現象，也會損傷肝功能，造成荷爾蒙紊亂，代謝異常，反而增加體重。

◉ 消化脂肪

肝臟是人體消化、代謝脂肪的主要器官。肥胖脫離不了肝功能低落。肝功能低落，脂肪無法有效轉換成熱量供身體使用，過剩的脂肪就會囤積在體內造成肥胖。

肝臟製造膽汁以消化脂肪，幫助脂溶性維生素 A、D、E、K 吸收。肝臟製造的膽汁呈弱酸性，無法充分消化脂肪，必須經過膽囊處理，將弱酸性的膽汁變成弱鹼性，才能將脂肪乳糜化，利於小腸吸收。因此，膽切除後的人食用含高脂食物會導致腹瀉。

◉ 調控膽固醇

膽固醇是合成膽汁、維生素 D 及所有醇類荷爾蒙，如腎上腺皮質醇、雌激素、雄性激素、睪酮素等性荷爾蒙的主要成分。肝臟調控膽固醇，提高維生素 D 的活性。因此，降膽固醇藥抑制肝臟合成膽固醇，會造成膽汁、維生素 D 及所有醇類荷爾蒙的合成通道受阻，不僅損傷肝功能，還會造成憂鬱症、性冷感、記憶力減退、認知能力下降、腎功能異常、不孕症或性功能異常。

膽汁是人體消化脂肪的主要成分，缺少膽汁，人體脂肪無法消化，未被消化使用的脂肪則留在血液中，造成血脂肪過高或脂肪肝，所以膽固醇用藥會造成脂肪肝、高血脂等副作用，提高心肌血管疾病罹患風險。

肝臟活化維生素 D 的通道受阻，人體就會因為維生素 D 不足產生憂鬱，還會造成鈣質流失，引發骨質疏鬆。憂鬱症或骨質疏鬆症會使人缺乏動機運動，而間接造成肥胖的惡性循環。

營養學家指出限制膽固醇攝取量，會造成飢餓感，以及對糖類食物的渴求，提高肥胖症、糖尿病與憂鬱症的罹患率。

◉ 合成代謝酵素

肝臟是人體所有器官中最仰賴蛋白質營養素的器官，缺乏蛋白質，肝臟無法合成代謝酵素，人體新陳代謝就會趨緩。當吃進去的食物無法充分轉換成能量提供身體使用，就會轉換成脂肪囤積在人體，引發肥胖。

◉ 製造白蛋白

肝臟如果不能合成足夠的白蛋白，身體多餘的水分就無法攜回血管，而造成水腫。水腫不僅令人看起來像「發胖」，而且感覺「臃腫」，比「胖」有過之而無不及。

◉ 線粒體

線粒體（Mitochondrion）也被翻譯成粒線體，又稱為「發電所」，是生物體的能量代謝中心。人體不論攝入的醣類、脂肪或蛋白質氨基酸，最終氧化轉化成能量、釋放能量的生化反應都在線粒體中進行。精蟲尾巴如果缺乏線粒體，活動力會過低，造成不孕症；卵子如果缺乏線粒體，受精卵無法在子宮內著床，就不能成功受孕；肝臟如果缺乏線粒體，則不能有效進行排毒，嚴重影響肝臟機能。

線粒體釋放能量的過程，需要進行氧化還原的生化反應，因此會產生自由基。自由基會破壞線粒體，使線粒體凋零、死亡。當人體線粒體數量不足時，則面臨快速老化。**擁有健康的肝臟才能擁有強大的排毒功能，就能有效的清除自由基，維護線粒體的健康**。這也是為何肝功能異常的人特別容易長「肝斑」（又稱老人斑）、感到疲勞的主要原因。

人體的心臟、肌肉，以及肝臟含有大量的線粒體，因此肝臟越健康、肌肉越多的人，相對的線粒體數量也越多，能量代謝也越高，精神越飽滿，體內儲存的脂肪也就越低。**減肥一定要增加人體線粒體的數量。缺乏線粒體，人體缺乏動能，則容易疲勞。保持肝臟健康和適當的運動、增加肌肉，才是維持標準體重的正確方式。**

(二) 「生酮飲食」減肥法迷思

生酮飲食（Ketogenic Diet）

為一種高脂肪，低碳水化合物的飲食，按照英文字面翻譯，意思是「產生酮體的飲食」。意指脂肪酸分解過程所致的「酮體」生成過程。當血液中葡萄糖濃度過低、肝糖耗盡的情況下，肝細胞的線立體就會作出「酮體」反應，釋放儲存在脂肪酸中的能量，達到「燃燒」脂肪為目的。

研究指出，早在西元 500 年前，人類就已經使用「食療」

（飲食療法）、「斷食」法治病。在 1920 年代，「生酮飲食」是現代醫生用以治療癲癇的「食療」，其效果在兒童癲癇的控制上特別有效。被廣泛應用數十年後，抗癲癇藥問世，使「生酮飲食」戲劇般受到冷落。直到二十世紀末期，就僅剩幾家兒童醫院還在使用。

1972 年美國醫生羅伯特・阿特金斯（Dr. Robert C. Atkins）提出高脂肪，低碳水化合物的「阿特金斯飲食」（Atkins Diet）減肥法，並證明其「臨床效果」，而使其風靡於 21 世紀。加上好萊塢製片人吉姆・亞伯拉罕（Jim Abrahams）創立基金會推廣「生酮飲食」，使得同樣標榜高脂肪，低碳水化合物飲食的古老「生酮飲食」法又復興，也被用於減肥市場。

高脂肪，低碳水化合物的「生酮飲食」由於缺點太多，不斷在脂肪、蛋白質、碳水化合物的比率上做調整。然而，針對健康人而言，脂肪、蛋白質、碳水化合物的比率是依照血型、新陳代謝速度而調整，無法一概而論。

◉ 血型決定先天新陳代謝率

1996 年，一位自然醫學醫生 Dr. Peter J. D'Adamo 出版的《Eat Right 4 Your Type》一書在營養學與自然醫學領域中，引起很大迴響。這本書指出人類的血型是因環境與生活條件的變遷演化而來，也就是說 O、A、B、AB 四種血型並不是同時出現在地球上。

依據演化論，這四種血型決定了人類的免疫系統功能及新陳代謝率，也就是說，血型決定人們先天的體質。因此 Dr. Peter J. D'Adamo 主張，食物的攝取比率應該依血型的不同而調整，才能預防疾病。

其實東方養生、食療觀在至少二千年前，就已出現這種論述。不論中醫或印度阿育吠陀醫學都認為，人體先天體質影響消化系統功能和疾病的產生。在現今的營養學與自然醫學領域中，當談到脂肪、蛋白質、碳水化合物等宏量營養素的攝取比率應當如何分配，才能達到均衡營養時，絕對是依據不同體質而設定的。

新營養學中心思想認為，**新陳代謝率影響人們對脂肪、蛋白質、碳水化合物攝取比率的分配。然而，血型在先天上，卻決定了新陳代謝的速率**。

O 型血

來自英文的 Old，指古老的意思，大約出現於西元前六萬至四萬年之間，是人類史上最古老、悠久的血型，也是世上最普遍的血型，約占總人口數的 63%。這時期的人類主要以狩獵為生，也就是肉食為主。肉類不容易消化吸收，再加上人類必須與大自然和猛獸搏鬥以維生的惡劣環境，就造就 O 型血的人較快的新陳代謝率，以及對環境有較佳適應力的體質。O 型是所有血型中抗體最強的人，較長壽，不易罹患心肌血管疾病，是比較適合高脂、吃肉的血型。碳水化合物偏高的飲食反容易產生飢餓感，造成過食、體重增加。

A 型血

來自英文的 Agriculture，指農業的意思。Culture 則有農耕、文化、文明等意思。也就是說，人類開始嘗試改善生存條件，懂得將捕獵來的動物圈養，有了農業後才出現人類文明。這時的人類生活已較複雜，必須學習如何種植農作物以餵養動物。農作物的種植改變了人類的飲食結構，血型也隨之演化。A 型血的人新陳代謝率較為緩慢，容易罹患心肌血管疾病，應當採用**高碳水化合物、低脂的飲食養生**。由此看來「生酮飲食」很不適合 A 型血的人。

B 型血

來自英文的 Balance，即平衡的意思。根據科學家的研究、推論，B 型血產生的主要因素是氣候的變化導致人類遷徙。所以有一派科學家主張最早的 B 型者是游牧民族。在人類遷徙的過程中，為免於飢餓，便將所圈養的動物帶在身邊一起遷徙。動物的乳汁自然也成為飲食的一部分。所以 B 型的人是所有血型中最容易消化、吸收乳製品者，對其不容易造成過敏反應，適合高蛋白飲食。除此之外，為了生存，沿途當然必須適應不同的食物，造就 B 型血的人較平衡適中的新陳代謝率。

AB 型血

大約出現於西元前 500 至西元 900 年之間，是比較近代的一種血型，由 A 型和 B 型血混血而來，新陳代謝率介於 A 型和 B 型之間。

血型和宏量營養素攝取比率是西方營養學家依據血型與新陳代謝率計算出每日脂肪、蛋白質、碳水化合物攝取分配的比率。畢竟影響體質的因素除了血型外，還有膚色、人種、性別、遺傳基因等其他先天因素，甚至還包括諸多後天因素，如環境、氣候、年齡、生活方式、飲食習慣等。「生酮飲食」減肥法的適用性得商榷。

◉ 「脂肪」、「蛋白質和碳水化合物」比例

典型的「生酮飲食」，脂肪、蛋白質和碳水化合物組合的攝取比率是 4：1。脂肪比重遠大於正常人應該攝取的比率，加重肝臟合成膽汁，以消化、代謝脂肪及穩定血糖的重擔，而減緩肝臟排毒，增加身體毒素累積，絕對不適合肝功能低落者。

「生酮飲食」攝取的纖維素偏低，不但容易造成便秘，更影響重金屬殘餘、食品添加劑、化學毒素、致癌物、荷爾蒙、抗生素殘餘的排出，加重人體毒素累積。動物毒素，如荷爾蒙、農藥、殺蟲劑、抗生素等殘餘皆累積在脂肪體，高脂飲食是造成乳癌的危險因素。「生酮飲食」減肥法標榜能減肥，以預防或改善各種癌症及慢性病，如心肌血管疾病、糖尿病，其實不然。

(三)「168 斷食」減肥法迷思

斷食會迫使新陳代謝趨緩，以維持生存之呼吸、心跳等基本生理機能所需。當新陳代謝趨緩時，人就更容易發胖。節食也會迫使肌肉溶解蛋白質，造成肌肉減少，線粒體數量降低，能量代謝不足，體內儲存的脂肪也就越高。過度節食甚至造成細胞凋零，提早老化，損害健康，嚴重者可能造成厭食症，危及性命。因此一種較緩和的斷食法——「168 斷食法」就誕生了。

西方近年很流行「168 斷食法」減肥，許多東方人也跟著流行，並以為這種減肥方法源於西方，其實早在兩千多年前的《黃帝內經》中，就已提出**「過午不食」的觀念，即午時之後便不再進食**。上午 11:00 時到下午 1:00 時為午時。古人日出而作，日落而息，通常早起，上午 5:00～6:00 就已用完早餐，準備耕作；午餐則在下午 1:00 時前結束，1:00 時以後便不再進食，剛好**集中在 8 小時前完成一天的飲食，16 小時禁食，這正是紅遍全球的「168 間歇性斷食」法，簡稱「168 斷食法」**。

依照《黃帝內經》中十二經脈的運行順序及開闔時辰發展的養生法，中醫針灸將其運用到臨床，即是知名的「子午流注」法。十二經絡開闔時辰中，小腸經開於下午 1 時，闔於下午 3 時，故未時（13:00 ～ 15:00）為小腸經當令。小腸主吸收，其氣輸布於小腸經。我們所食之物經胃消化後，必須仰賴小腸的吸收，才能轉換成養分供細胞生存，維持生命健康。**故在小腸經開闔前完成一天的飲食，小腸就能吸收良好，減少身體負擔，才能不生病。**

依據《黃帝內經》中醫學說，心與小腸相表裡；小腸是心的外腑，小腸的健康與否，直接關係心的健康。故下午 1 時以後進食造成小腸負擔，不利於養心。現代人著重晚餐，交際應酬皆在晚餐中進行，故將**「168 間歇性斷食」法放在午餐及晚餐進行。這種不吃早餐，著重午餐及晚餐的作法，其實是本末倒置，不但無法養生，還造成脾胃與小腸的負擔**。因為晚上 6 點以後，人體腸胃蠕動減緩，胃液的分泌也減少，無法將食物完全消化。長期如此，則容易罹患胃酸逆流、消化不良、吸收不良、小腸慢性發炎、肥胖、糖尿病與高血壓。

《黃帝內經》被道家視為修煉之書，「過午不食」法嚴格說起來，是起源於《黃帝內經》道家修煉方法，並非佛家的「不非時食」或「日中一食」。佛在世的時候，要求佛弟子一天只能在日中吃一餐，稱作「日中一食」，又稱作「不非時食」。與「過午不食」相同，也是過了日中便不再進食，但不同的是佛家弟子或修佛之人只吃日中一餐。佛家經典《毗羅三昧經》寫道：「早起諸天食，日中三世佛食，日西畜生食，日暮鬼神食。佛制斷六趣因令同三世佛故。」因為效法三世佛，故而佛家要求僅「日中一食」。

所謂「日暮鬼神食」，晚上多食、過食等同餵養體內的「鬼神」，實在不健康。體內的「鬼神」可以是慾望、嗔怒、怨懟、疑慮、恐懼、不安，也可以是病邪。**故無論修道或修佛，斷慾念特別以口慾為先。口慾不斷，則心念難改。**

《西遊記》第一回：「蓋聞天地之數，有十二萬九千六百歲為一元。將一元分為十二會，乃子、丑、寅、卯、辰、巳、午、未、申、酉、戌、亥之十二支也。每會該一萬八百歲。且就一日而論：子時得陽氣，而丑則雞鳴；寅不通光，而卯則日出；辰時食後，而巳則挨排；**日午中天**，而未則西磋；申時晡而日落酉；戌黃昏而人定亥。」古人計時的方法採用十二地支法。**日午中天**，日中，又名日正，即為午時，故佛家「日中一食」傳到中土，便與道家「過午不食」混為一談。

道家「過午不食」法是修煉「辟穀飲氣」法的跳板。我個人平日修煉「過午不食」與內功觀想心法數年後，才開始演練為期七天的「辟穀飲氣」。我常與家人開玩笑道：「所謂『辟穀飲氣』就是喝西北風就能成仙，如此三餐就免了。既不用做菜，也不用洗碗；既省錢，又能省下許多時間；既能成仙，來去自如，連輪迴都免了，又何需擔心戰爭缺糧！」現代人已習慣吃三餐，身體機能也已經適應三餐的作息，因此若要採用「過午不食」法養生，應該同時練習佛家的瑜珈術或道家的內功觀想心法，逐步調整、因循漸進，使胃氣不衰、腎氣充盈、宗氣十足，才能身心健康，返璞歸真。

若因身體過度肥胖或罹患慢性疾病，諸如：高血壓、自體免疫性疾病、高血脂、高膽固醇、糖尿病、癌症等因素，而必須實施「168 間歇性斷食」法時，應該與「過午不食」法並行，並諮詢中醫師或營養師，以確定自我體質與健康狀態是否合適。

Chapter 15

優質蛋白質為肝臟排毒首要營養素

（一）分離式乳清蛋白最適合作為肝臟排毒首要營養素

許多人以為纖維素、酵素是肝臟排毒最重要的營養素，多吃五穀雜糧與蔬果可以提升肝臟排毒、預防癌症，這是錯誤認知。優質蛋白質才是肝臟排毒首要營養素，才是建構細胞，修復細胞不可缺少的營養素。

蛋白質的英文 Protein 來自於拉丁文，意思是「生命之源」。生命的開始是由蛋白質的形成而起始。細胞的生成就是蛋白質氨基酸 DNA 與 RNA 的解碼。缺乏蛋白質營養素，細胞無法分化生存，免疫系統不但崩壞，肝臟排毒更無法有效進行；由此可得知，斷食排毒並不適合每個人用來提升肝臟排毒。

肝臟排毒管道中，必須仰賴許多必需氨基酸才能執行。只有完整蛋白質才涵蓋所有人體無法自行合成的九種必需氨基酸。根據世界衛生組織的計算標準，分離式乳清蛋白的蛋白質生物價值最高，人體吸收率最好，尤其適合用於強化肝臟排毒。攝取優質的蛋白質營養素協助肝臟排毒，對肝功能低落或肝功能異常者非常重要。

食物中，**除了雞肉以外，其他肉類都含有完整蛋白質**；反之，**除了少數植物如海藻、火麻仁外，植物所含的蛋白質大都為不完整蛋白質**。植物蛋白雖然較肉類蛋白容易消化，但是在人體的使用率卻不及肉類蛋白。

完整蛋白質在人體的使用率普遍較不完整蛋白質高。含植物蛋白越高的堅果類及豆類，在人體製造的蛋白質代謝產物——氮元素反而更高，更不利腎臟的健康。對於腎功能低落者，容易產生尿素氮、肌酸酐過高或痛風。

分離式乳清蛋白在台灣和中國的市場非常紊亂，許多健康食品公司將分離式大豆蛋白混合低濃縮乳清蛋白製成蛋白質營養素銷售，以降低成本。也有許多健康食品公司將低濃縮乳清蛋白冒充分離式乳清蛋白銷售，使消費者對分離式乳清蛋白產生認知錯誤。再加上美國市場將高濃縮乳清蛋白稱作分離式乳清蛋白行銷，一般的消費者就更加迷惑。

健康者很容易從肉類中獲得足夠的蛋白質營養素，只是華人以豬肉為主，豬肉含鏈球菌，必須煮熟吃，才不會生病。但是豬肉煮熟，其中的蛋白質也被破壞。

蛋白質不耐高溫，加熱至攝氏 45 度時，蛋白質中的部分氨基酸開始被破壞，造成煮熟的食物能攝取到的蛋白質比例偏低。

魚類的蛋白質比肉類容易消化吸收。帶殼類海鮮和堅果一樣，都含較高的精氨酸，容易誘導發炎與過敏反應，不適合肝腎功能低落者食用。吃素者容易造成蛋白質不足，影響肝臟排毒功能，可以選擇高濃縮乳清蛋白或分離式乳清蛋白作為蛋白質補充品。

（二）大豆蛋白迷思——揭開大豆蛋白誘發過敏、提高致癌率真相

美、加營養學家、分子矯正醫學家與自然醫學專家懷疑，1995 年至 1996 年間美國因為黃豆（又稱大豆）生產過剩，農業部（USDA）找科學家及營養學家做了些有利於銷售黃豆的研究報告。這些研究報告包括大豆蛋白可以提升骨密度、預防更年期骨質疏鬆症；大豆所含的大豆異黃酮可以抗癌、大豆卵磷脂能幫助記憶力，維護腦部健康；大豆蛋白是優質蛋白質，對牛奶過敏或過敏體質的嬰幼兒可以選擇以大豆蛋白為基底的嬰幼兒配方；素食者也可選擇大豆蛋白取代牛奶；大豆蛋白能穩定血糖及血脂肪，降低膽固醇，有利於減肥……等。

這些好處讓消費者信以為真，直到 2005 年，第一批使用大豆蛋白嬰幼兒配方的嬰兒們成長到八、九歲時，竟有許多女童開始出現第二性徵，月經來潮；男童卻發現睪丸發育不良。

這些兒童有共同的特點就是體型肥胖、甲狀腺發育不良。這嚴重的問題引發全球注意，經過各國科學家的研究，發現幾項對

大豆的迷思。於是 2005 年紐西蘭及澳洲政府頒布法令，禁止將大豆蛋白添加在嬰幼兒配方奶粉中。加拿大人也發起遊行，抗議政府沒有效仿紐、澳政府禁止嬰幼兒配方使用大豆蛋白，僅同意公告大豆蛋白對人體可能造成的損傷，並規定所有食品中，若含有大豆成分，必須標示清楚成分及警語「如果對大豆過敏者請勿食用」，或標示「本品含有大豆成分，可能造成過敏反應」的字樣。

2005 年後，更多的研究報告發現，大豆及其製品可能提高甲狀腺癌、女性癌症、攝護腺癌、肝腫大、肝癌的風險，特別是分離式大豆蛋白。2005 年到 2007 年間加拿大健康部門、安大略省渥太華禁食減肥中心、加拿大毒物研究部門、渥太華大學等學術研究單位陸續刊登在《營養學雜誌》（The Journal of Nutrition）的報告證實：大豆蛋白導致非酒精性脂肪肝、維甲酸（Tretinoin，ATRA，又稱作維生素 A 酸）誘導性「高三酸甘油酯血症」（Hypertriglyceridemia）、維生素 A 酸（Retinoic Acid）代謝異常等。

這讓大豆在美加市場嚴重滯銷，民眾更拒絕食用基因改造大豆，美國農業部只好將大豆傾銷到亞洲，並提供有利於宣傳大豆的研究報告給亞洲人。到底科學家們發現大豆與大豆蛋白的哪些重大迷思呢？

◉ 大豆蛋白含過高的植物雌激素，提高癌症罹患率

肝臟很重要的生理功能之一，就是調控女性荷爾蒙——雌激

素（Estrogen）。肝功能的好壞不但影響女性生殖器官的健康與否，還影響受孕。中醫在幾千年前已有「女子以肝為本」的思維，肝臟對女性來說的確相當重要。

雌激素是一組女性荷爾蒙的統稱，不是單一荷爾蒙。目前已知較重要、影響較大的雌激素有三種：雌酮素（或簡稱雌激素一號 Estrone，E1）、雌二醇（或簡稱雌激素二號 Estradiol，E2）和雌三醇（或簡稱雌激素三號 Estriol，E3）。雌二醇作用最強，主導生殖器官的發育與第二性徵，是女性一生中最重要的雌激素。雌三醇作用最弱，但在女性懷孕期間卻大量分泌，為懷孕期間最重要的雌激素，有保護胎兒的作用。

雌酮素及雌三醇主要由雌二醇在肝臟轉換而來，雌二醇則由膽固醇合成。雌二醇過低時，會造成停經或不孕。雌酮素過高時，會提高女性子宮肌瘤、囊腫、息肉及乳癌、子宮癌、卵巢癌的罹患率。正常情況下，健康的肝臟能將過高、危害身體的雌激素分解、轉化成安全的雌激素或將其排出體外，免於罹癌。但是當人體攝取過多植物雌激素（Phytoestrogens），以及累積過多來自牛奶、雞蛋、起司、肉類（特別是雞肉）等雌激素時，肝臟轉化、分解雌激素的功能就會降低，並出現問題而誘導乳癌、子宮頸癌、子宮癌。

◉ 大豆蛋白導致維生素 A 酸代謝異常

肝細胞維生素 A 酸的受體與甲狀腺素的受體屬同一家族。維生素 A 酸是維生素 A 的代謝物。大豆蛋白含過高的植物雌激素，可能抑制甲狀腺，改變肝細胞維生素 A 受體上的蛋白質結構，導致非酒精性脂肪肝、維甲酸誘導性高三酸甘油酯血症、維生素 A 酸代謝異常等。

維生素 A 酸代謝異常不但提高肝癌罹患率，也增加其他癌症的罹患風險，因為維生素 A 酸在人體最主要的功能就是負責細胞成長與再生，控制免疫機能、代謝脂質、預防癌症。同時也負責表皮細胞的再生，促進角質代謝，維持皮膚彈性，在皮膚科的應用很廣泛。

維生素 A 酸代謝異常會造成皮膚過敏或皮膚相關疾病。白種人經常吃添加分離式大豆蛋白的巧克力棒、能量棒，作為補充營養產出熱量的「代餐」。因此罹患各種過敏反應者居多。這是我臨床碰到最多的案例之一。

◉ 大豆蛋白吸收、使用率差，容易傷腎

大豆蛋白的生物價值約 79BV，分離式大豆蛋白的生物價值為 100BV，相較於分離式乳清蛋白的生物價值 159BV，大豆蛋白在人體的吸收率與使用率明顯偏低。對於腎功能低落者，長期大量食用，容易造成尿素氮、肌酸酐異常，損傷腎臟，累積人體毒素，啟動過敏反應。這是素食者容易罹患慢性腎臟病的主因之一。

◉ 大豆含很高的胰蛋白酶抑制成分

胰蛋白酶（Trypsin）是胰臟分泌的一種用以消化蛋白質的酵

素。胰蛋白酶抑制成分可以抑制胰蛋白酶作用，造成蛋白質消化不良，產生腹脹、腹痛、腸胃不舒服等症狀。這是喝豆漿、吃豆乾容易胃脹的原因。

大豆蛋白在人體至少要六個小時才能消化吸收，價格又便宜，所以西方人，特別是美國人，喜歡把大豆蛋白製成減肥食品，用以抑制食慾，幫助減重，並將其產品銷售到亞洲，獲取高利潤。其實大豆蛋白營養素可能誘導甲狀腺異常或甲狀腺低落，造成新陳代謝趨緩而發胖。

台灣和中國目前也有健康食品業者將大豆蛋白製成蛋白質營養素作為肝臟排毒或養肝、養生的「代餐包」。由上文所述，相信讀者已經了解大豆蛋白可能增加肝毒素，並不適合用於肝臟排毒或養肝、養生。儘管如此，偶爾吃點豆腐、豆乾，喝些豆漿，還不至於損傷健康的肝臟。

◉ 大豆蛋白植物雌激素阻斷肝細胞受體，引發荷爾蒙失調

西醫用來治療女性生殖系統疾病用藥皆屬於「外源性雌激素」（Xenoestrogen 或稱為仿雌激素、環境雌激素 Environmental estrogen），指進入人體後能產生具有模擬雌激素作用的化學製劑或環境毒素，會影響人體生殖系統。而黃豆所含的植物雌激素對肝細胞的影響，甚至大於外源性雌激素。研究發現，只要每天食用 30 公克黃豆，一個月後就足以抑制甲狀腺及睪酮素的分泌。如果每天服用分離式大豆蛋白10 公克，一個月後就可能造

成維生素 A、B12、D、E、K 和礦物質鈣、鎂、鋅的缺乏。

紐西蘭毒物專家報導，餵食嬰兒一天的大豆蛋白基底嬰兒配方奶粉，等同於餵食嬰兒五顆避孕藥。肝細胞是人體最重要的雌激素、甲狀腺素、胰島素與腎上腺素接收器（又稱作受體，Receptors）。不論是外源性雌激素、植物雌激素或是卵巢、腎上腺分泌的雌激素，以及甲狀腺分泌的甲狀腺素的受體都是肝細胞。大豆植物雌激素較人體自行分泌的雌激素作用更強大，研究發現，分離式大豆蛋白的植物雌激素含量甚至高於外源性雌激素。

肝細胞雌激素受體接收到分離式大豆蛋白大量的植物雌激素時，肝細胞雌激素受體會被分離式大豆蛋白的植物雌激素侵占，導致對甲狀腺素不靈敏，甚至阻斷肝細胞受體。甲狀腺會因此分泌更高的甲狀腺素，造成甲狀腺亢進。直到甲狀腺素虛耗殆盡，則由甲狀腺亢進轉而誘導甲狀腺低落，甚至發展成甲狀腺癌。

根據台灣衛生福利部 2015 年發布的癌症統計資料顯示，甲狀腺癌已躍升十大癌症排行榜。中國國健署 2015 年發布的癌症統計資料顯示，乳癌、肺癌、甲狀腺癌、大腸癌是中國發生率上升最多的癌症。兩地女性罹癌新增幅度都明顯高於男性，主要是因為罹患乳癌、甲狀腺癌、大腸癌、肺癌的女性人數逐年增多。

台灣和中國這幾年罹患甲狀腺亢進或甲狀腺癌的女性都有上升趨勢。我在多倫多的女性病人中，因為甲狀腺亢進或甲狀腺癌做過甲狀腺切除手術的比率高於 30%，若加上甲狀腺低下的患者數，罹患甲狀腺異常的病人比率至少超出 50%。患者的確有共同的喜好，就是經常食用含分離式大豆蛋白的巧克力棒、營養代餐棒、能量棒，或喝含分離式大豆蛋白的運動飲料、運動代餐、減肥代餐。

華人經常喝豆漿、吃豆腐、豆乾、豆皮、烤麩等黃豆製品者，較容易引發甲狀腺亢進、甲狀腺腫大及甲狀腺節結。也有不少人長期服用某些傳銷公司的蛋白質營養素產品，這些產品的主成分都是分離式大豆蛋白。

大豆植物雌激素阻斷了肝細胞受體，肝細胞同時喪失對胰島素及腎上腺素的靈敏度。接受不到卵巢、腎上腺分泌的雌激素，造成肝臟在雌激素的轉換上出現嚴重問題，造成荷爾蒙失調，提高腦下垂體瘤、甲狀腺癌、攝護腺癌、乳癌、子宮癌、卵巢癌的罹患率。

（三）麩質蛋白迷思——揭開麩質蛋白誘發皮膚病、過敏及精神疾病真相

麩質不耐受性（Gluten Intolerance）

對西方人來說，是一個耳熟能詳的名詞；對東方人來說，卻可能很陌生。這是因為東方人在飲食上與西方人相較，東方人以米飯為主食，而不像西方人以麵麥為主食。然而，在美國的速食文化「入侵」東方後，西方人普遍罹患的麩質不耐受性，也跟著「入侵」東方。

麩質（Gluten）

就是我們所說的「麵筋」，普遍存在於各種麥中，如小麥、大麥、黑麥和黑小麥，尤其以小麥製成的麵食，其麩質來源最普遍、廣泛。無論麵包、吐司、蛋糕、包子、饅頭、油條、漢堡、三明治、麵條、水餃、蔥油餅、蛋餅……等麵粉製品（麵食），都是含高麩質的食物；因此，Gluten 也被翻譯成「麵麩」。華人之所以稱「麵筋」，乃是因為麩質就是麵粉中帶有嚼勁的蛋白質結構，其口感如咀嚼肉類中帶有的筋一般「來勁」。少了「麵筋」，麵食就少了「嚼勁」，所以近年來西方興起的無麩質（Gluten Free）麵食，口感實在很糟糕。

「麵筋」是一種人體較不易消化的蛋白質結構，消化機能較差者食用後，經常感到脹氣、腹痛、無精打采、頭痛、頭脹、頭暈、鼻塞、注意力無法集中，甚至引發皮疹、皮膚搔癢、關節腫脹或痠痛（關節炎）、腹瀉、便秘、失眠、情緒波動、焦躁、易怒……等症狀，稱作「麩質不耐受性」（Gluten Intolerance）。

「麩質不耐受性」通常為長期持續食用含高麩質的食物而引發。研究發現，西方人長期食用含不易消化的高麩質食物，使他們的小腸絨毛容易產生發炎反應，而引發「腸漏」（Leaky Gut），誘導「麩質不耐受性」反應及乳糜瀉（Celiac Disease 或 Coeliac Disease），最終導致大腦、血管等全身性發炎反應，造成精神方面疾病及自體免疫性疾病。這是西方人常見的健康問題，更是臨床上最普遍的疾病。

其實我們的小腸絨毛本來就有極小的漏隙，以供水液及分解、消化、吸收後的極細營養分子通過。西方人所謂的「腸漏」（Leaky Gut）是指小腸絨毛因為長期的發炎反應，使漏隙過大，而產生破損或「漏洞」；西方人所稱的 Celiac Disease（Coeliac Disease）原指「腹腔的疾病」，被翻譯成「乳糜瀉」，是因為患者每次食用含麩質的食物後，往往產生經常性腹瀉。然而，**Celiac Disease 的症狀反應通常是腹脹、脹氣、腹痛、倦怠、精神不濟、情緒波動，而未必包含腹瀉**。所以將 Celiac Disease 翻譯成乳糜瀉，可能誤導一般人對 Celiac Disease 的認識。

腸漏或 Celiac Disease（暫稱乳糜瀉）都會造成所吃進去的蛋白質（無論來自麩質或任何含蛋白質的食物）在未完全分解、消化、吸收殆盡，就經由受損的小腸絨毛進到血液循環，使免疫系統誤將未完全分解的蛋白質當作病毒或細菌等病原，而發動「免疫攻擊」，造成自體免疫性疾病。因此，Celiac Disease 其實是一種自體免疫性疾病，不是一般的慢性腹瀉；是一種由麩質不耐受性引發的全身性發炎反應疾病。這種發炎反應會循著血液循環到大腦，造成腦部的發炎反應，而影響我們的情緒，甚至我們的認知功能。

近年來，醫學界對「麩質不耐受性」引發的腸漏或乳糜瀉（Celiac Disease），都有了更深入的研究和了解；對「麩質不耐受性」造成的腦細胞損傷及誘導的精神疾病、情緒異常變化等，都有更進步的研究成果報告。

研究發現，**腸漏或 Celiac Disease 的患者腦部常會有明顯的發炎反應，這是造成精神方面疾病的主要原因**。當然，腹脹、脹氣、腹痛、消化不良、頭痛、鼻塞……等痛苦症狀，也是造成失眠、情緒波動、易怒、焦慮、憂鬱、躁動等精神疾病的主因。

我個人在多年的臨床實踐中，對於「麩質不耐受性」也特別關注。我的病人中，患有學習障礙、精神無法集中、過動、情緒控制異常的孩童及青少年，其飲食中往往含高麩質；我所治療的帕金森氏症（Parkinson Disease）患者，在食用含高麩質的食物後，行動往往變得更僵硬、更遲緩；焦慮症、憂鬱症、狂躁症等患者食用含高麩質的食物後，情緒波動往往更大、注意力更難集中、精神更難鎮靜。

「麩質不耐受性」對東方人來說，也許還屬於較新的知識領域，而有些不可思議。但是，這一方面的知識在西方已經非常普遍，讀者若是上美國國家衛生研究院（National Institutes of Health，NIH）所屬的國家醫藥電子圖書館網站查詢，就可以發現非常多的研究報告，顯示麩質如何影響我們的情緒與腦部功能，包括：麩質共濟失調（Gluten Ataxia，一種因攝入麩質，而引發的自身免疫性疾病，特別是影響腦部某些神經組織，導致肌肉控制和自主肌肉運動異常）、麩質神經病變（Gluten Neuropathy，一種因攝入麩質而引發的神經麻、木、痛、針刺感等神經病變）、麩質引起的小腦中浦肯野細胞死亡、精神分裂症（Schizophrenia，又稱作思覺失調症）等。

特別值得一提的是，**有研究報告指出，部分腸漏、乳糜瀉等**

「麩質不耐受性」患者的首發疾病出現在腦部，而不在腹部。也就是說，在患者出現腹部、腸道病變前，大腦已經出現了發炎反應，而引發如頭痛、「腦霧」、失眠、憂鬱、精神萎靡、癲癇、易怒、躁動等症狀。經過醫學界及學術界多年的研究總結，**「麩質不耐受性」影響中樞神經系統（大腦及脊椎）功能及運作，造成神經方面疾病的論述，已經被醫學界普遍所接受。**

近年來的研究表明，**「麩質不耐受性」引發的精神健康問題正在逐年上升。如何避免人體引發「麩質不耐受性」？唯一的辦法就是少吃含高麩質的食物**。事實上，有太多食物都不含麩質，如天然的蔬菜、水果、堅果、種子、豆類、魚類、海鮮類、乳製品、蛋類、米飯、藜麥、燕麥、非加工肉類、家禽、小米、高粱等，皆不含麩質。西方人大多不善廚藝，也不願花時間在烹飪上，只因圖速食方便，而選擇現成、方便的漢堡、三明治、披薩為主食，實在不健康。這種速食文化彷彿也成了東方人崇洋的另類選擇。其實，**以米為主食，往往就能避開高麩質食物**。

註：腹脹與脹氣是不同的概念，腹脹僅指腹部脹滿，可以是食積、消化不良、水液滯留、尿液豬留等引發。脹氣則是因為氣機運行異常，感覺氣堵住不通而脹滿，其影響範圍較廣。

(四) 破除蔬果是強化肝臟排毒首選之迷思

◉ 揭開高碳水化合物加速癌細胞擴散的真相

最新醫學證實，葡萄糖是癌細胞生存、擴散不可缺少的元素。五穀雜糧與蔬果含有豐富的碳水化合物，食用後在人體最終都轉化成為葡萄糖。包括美國南佛羅里達大學（University of South Florida）在內的許多醫學臨床都已證實，癌症患者吃越多的碳水化合物，癌細胞擴散的愈快。任何飲食適量即可，過量難免失衡。

蔬果雖含有豐富的纖維素，能幫助排便，吸附毒素排出體外，是大腸排毒不可缺少的營養素，卻不是肝臟分解、排除毒素最重要的營養素，無法直接強化肝臟排毒功能。

◉ 揭開過食水果引發脂肪肝的真相

科學研究發現，人體似乎被設計成不適於大量攝取水果。幾乎所有醣類最終都能轉換成葡萄糖，直接作為細胞使用的燃料；然而，水果中所含的果糖卻例外。

果糖只能經由肝臟代謝成肝糖，儲存在肝臟中，與胰島素共同合作，調控血糖。因此，血糖過低，產生暈眩、無力、視覺模糊時，立即補充水果，血糖過低的症狀就能快速得到緩解。但是當過多的肝糖超出人體所需時，就會轉化成脂肪，以脂肪肝的形式儲存在肝臟，稱作「非酒精性脂肪肝」（Nonalcoholic Fatty

Liver)。**肝糖代謝成「脂肪肝」的過程(稱作肝臟內生性脂質合成,Lipogenesis)會造成細胞內尿酸的堆積,增加胰島素阻抗性**,不僅損害肝臟功能,提高糖尿病及痛風的罹患率,日積月累就會形成肝硬化。嚴重時甚至可能引發肝癌。

不少女性大量攝取水果減肥,全身上下似乎無一塊多餘脂肪,卻偏偏獨有「脂肪肝」,實在是不了解肝功能所致。

Chapter 16

高膽固醇引發心肌血管疾病之迷思

（一）揭開發炎反應誘導心肌血管疾病的真相—— SR-B1 和 DOCK4 蛋白

西方現代醫學在膽固醇知識上的革命，揭露了傳統治療心肌血管疾病的盲點。以往認為裝了血管支架，就能保持血流通暢。台灣心臟科權威洪惠風醫生在其 2017 年的著作《為什麼心臟病總是突然發作？》中提到，血管壁的增厚，不是從裡面慢慢生成的，而是從血管壁外圍逐漸增厚，向內擠壓，致使血管內空間狹小，導致血流不暢； 因此，裝血管支架並無法降低心臟病與中風的罹患率。不僅如此，血管支架容易吸附血小板，造成支架內血栓，阻塞血流。

以前以為是俗稱壞膽固醇的低密度脂蛋白（LDL）直接穿越動脈壁，進到血管中，引發動脈粥狀斑塊（Arterial Plaques）形成，誘導動脈粥狀硬化（Atherosclerosis），引發心臟病及中風。德克薩斯大學西南醫學中心（University of Texas Southwestern Medical Center）Shaul 博士在 2019 年才發現，是一種稱作 SR-B1（Scavenger Receptor Class B1）的蛋白質，攜附低密度脂蛋白穿越動脈壁，而進到血管中。

動脈粥狀硬化形成初期，進入血管中的低密度脂蛋白會遭到免疫細胞——巨噬細胞吞噬，使巨噬細胞成為泡沫細胞（Foam Cells）而產生動脈發炎反應，最終發展成動脈粥狀硬化。故元凶應該是 SR-B1 蛋白質。2019 年，德克薩斯大學西南醫學中心 Shaul 博士所做的研究發現，在動脈粥狀硬化形成以前，SR-B1 蛋白質已經長期存在動脈血管壁致病區。

另外還有一種稱作 DOCK4（Cytokinesis 4）的蛋白質也是幫凶。相較於體內其他蛋白質，動脈中 SR-B1 和 DOCK4 這二種蛋白質含量越高，動脈血管壁的粥狀斑塊形成則越多，對血管的破壞也越嚴重。

從美國國家衛生研究院（National Institutes of Health，NIH）大型資料庫所獲得的臨床統計資料亦顯示，在動脈粥狀硬化的患者身上，發現 SR-B1 和 DOCK4 這二種蛋白質較常人為高。洪惠風醫生也認為心肌梗塞與血管徑無關，而是血管壁。當血管壁很厚，又有發炎現象時，會產生一系列的活化作用，讓血管壁上的粥狀斑塊破裂、脫落，產生血塊，血塊就像土石流一樣崩塌在血管中、堵住了血流，而引發心肌梗塞。這點是近年來，現代西方醫學在心臟病與中風病理上的新突破，故**動脈發炎反應是關鍵，SR-B1 和 DOCK4 這二種蛋白質是造成動脈發炎反應的關鍵因素**。

西方現代醫學對於 SR-B1 的研究與了解，至今尚很有限。但至少知道 SR-B1 作為高密度脂蛋白（HDL）的受體，不僅能攔附高密度、低密度脂蛋白，也能依附細菌、病毒，因此具有調節、平衡高密度及低密度脂蛋白的功能，並同時具有誘導發炎反應的作用。在脂蛋白代謝、動脈粥狀硬化及癌細胞增殖上，扮演關鍵角色。

SR-B1 對致癌及癌症轉移具有潛在的重大影響。癌症患者體內 SR-B1 的多寡，也作為患者存活與預後參考指標。**SR-B1 除了存在於動脈壁，還存在巨噬細胞、類固醇生成細胞與肝細胞中，特別是肝臟的柯弗氏細胞（Kupffer Cells，KCs）中。**

柯弗氏細胞亦稱為肝巨噬細胞，具有裂解老舊紅血球、分解血紅素與球蛋白使其成為蛋白質氨基酸而回收的功能。含有鐵的血基質也會被柯弗氏細胞分解，而釋出鐵離子與膽紅素，以回收鐵離子，膽紅素則由膽汁釋出。

巨噬細胞（Macrophage）為免疫系統中，一種功能最強大的吞噬細胞，具有吞噬、消化病原體（包含細菌及病毒）與發炎過程中死亡的細胞及細胞殘片，並可活化淋巴球或其他免疫細胞，驅動免疫反應，所以**巨噬細胞也被稱作免疫戰場清道夫，清理戰場留下的所有毒素**。因此柯弗氏細胞除了具有巨噬細胞的功能外，亦有促進肝細胞再生的功能。由這些特點可以看出，為何 SR-B1 被稱作清道夫受體了。

SR-B1 的增多與身體發炎反應、壓力及癌變有關。SR-B1 的突變可以誘導動脈粥狀硬化外，也可以造成不孕症及免疫系統反應異常，甚至癌症。

（二）誘導發炎反應的食物——麩質食物、高精氨酸食物、含防腐劑食物

◉ 麩質食物

中國人有句名言：「病從口入。」委婉地告訴我們，食物是造成疾病的主要根源；中國人還有一句著名的地方諺語：「不要用筷子為自己掘墳。」則更直接地告訴我們，慢性疾病的引發、致死都是我們自己吃出來的。

現代人工作繁忙，壓力劇增，鮮少有人三餐都在家自己料理。早餐不是包子、饅頭、油條、蛋餅配豆漿等中式早餐，就是三明治、漢堡、喜瑞爾等穀物食品配牛奶、優酪乳等西式早餐；傍晚飢餓時，不是糕餅果腹，就是麵包充飢。每日所食之物離不開麩質（Gluten），而引發身體慢性發炎、過敏反應卻不自知。

麩質（Gluten），又稱麵筋、麥膠或穀膠，為一種人體不易消化的蛋白質結構，富含在多數麥類中；例如：大麥、小麥、喬麥、黑麥等。藜麥（Quinoa）、燕麥（Oat）是少數不含麩質的麥類穀物；稻穀、高粱、玉米等也不含麩質。**小麥則是我們日常飲食中，麩質最主要的來源**。因此所有麵粉類製品，包括麵筋、素肉、包子、饅頭、油條、蛋餅、糕餅、麵包、三明治、漢堡、喜瑞爾等穀物食品，都是高麩質食品。

麩質蛋白無法被人體腸道完全分解成氨基酸，會保留一些未被完全分解的蛋白質片段，稱作「多肽」。這些多肽穿越小腸絨毛時，阻塞在小腸絨毛處者，則造成小腸絨毛發炎，引發腹痛、腹瀉、吸收不良；進到人體血液中者，免疫系統將其視為外來物而發動攻擊，則引發血管慢性發炎、過敏反應及自體免疫性疾病。

目前歐美已經將麩質食品列為過敏源，超商、超市販售的日用食品中，會標明不含麩質（Gluten Free），以便患有過敏者選取。歐盟與加拿大對「不含麩質」食品的「標註要求」很嚴格，必須完全不含麩質才能標註「不含麩質」。唯有美國作風獨特，美國食品藥品監督管理局（FDA）對「不含麩質」食品的標註要求規定含量不超過 20%。這就像美國食品藥品監督管理局（FDA）對有機食品的標示一樣，只要含毒率不超過 15%，就可以標示為「有機食品」。對麩質過敏的讀者在選取食品時，應該特別注意輸出國與成分。

近十年來，許多科學研究證實麩質能誘導人體發炎反應，引發腸胃、血管、神經、組織等慢性發炎，造成過敏反應、慢性皮膚病、慢性腹痛、慢性腹瀉、自體免疫性疾病、心肌血管疾病、癌症及憂鬱症、焦慮症、自閉症、失智症、精神分裂症（Schizophrenia）等精神疾病。**這方面的研究報告被收集在 PMC 美國國家醫學數位圖書館中的，已經如過江之鯽**，讀者若有興趣了解更多、更深入，可上網自行查詢。

◉ 高精氨酸食物

精氨酸（Arginine）具有擴張血管作用

健康食品市場有許多口服精氨酸產品，用來降血壓、治療心臟疾病、增強男性勃起功能。然而這世間萬物，正如道家所言，有陰就有陽，有利就有弊，取捨之間，不過中庸之道而已。長期食用含高精氨酸的食物，會造成血管長期擴張，血管壁偏薄，人體白血球就很容易穿越血管壁到血液中，誘導發炎反應。

享譽國際的美國研究型醫院——梅奧醫療中心（Mayo Clinic，又被譯為妙佑醫療國際）對精氨酸療法引發的副作用標示為：噁心、腹痛、腹瀉、腹脹、痛風、頭痛、過敏反應、呼吸道發炎、氣喘症狀惡化等發炎反應，並提醒病人身體若有任何發炎反應時，必須慎用精氨酸，否則可能增加死亡風險。

營養學上的兩面利刃——精氨酸

青春期後，人體內便無法再自行合成精氨酸，必須仰賴食物的攝取才能獲得，因此精氨酸被稱作「半必需氨基酸」。其功能包含放鬆肌肉、擴張血管、提升人體免疫機能、促進血液循環、降血壓、增強男性勃起機能、調控脂肪代謝、抗氧化等。然而長期過食含高精氨酸的食物，不僅造成反效果，還可能引發身體的慢性發炎反應，誘導過敏反應、心肌血管疾病與自體免疫性疾病。當身體已經有這類症狀或疾病時，更應該嚴格控制高精氨酸食物的攝取，以改善身體健康、減輕症狀、避免病情惡化。

含高精氨酸的食物包括堅果類、種子類、豆類、帶殼類海產、肉類、魚類、乳製品。例如：花生、核桃、腰果、松子仁、杏仁、巴西豆、南瓜籽、西瓜籽、葵花籽、芝麻、大豆、鷹嘴豆、蝦、龍蝦、螃蟹、火雞肉、牛肉、豬肉、鮪魚、鱈魚、起士（Cheese）等，皆為高精氨酸食物，**特別是堅果類、種子類、豆類的精氨酸含量最高，帶殼類海產其次**。

◉ 含防腐劑食物

亞硝酸鹽（Nitrite）防腐劑

2015 年世界衛生組織 WHO 轄下的國際癌症研究中心（International Agency for Research on Cancer，IARC）正式將加工肉品歸類為「人類致癌物」，主要因素便是加工肉品含亞硝酸鹽（Nitrite）防腐劑偏高。加工肉品諸如：臘肉、肉乾、肉鬆、燻肉、香腸、火腿、熱狗、培根等，製作過程中往往需要添加亞硝酸鹽作為防腐劑，才能防止肉品腐敗。**亞硝酸鹽與肉品中的氨基酸結合後，在人體消化過程中，再與胃酸結合，就會產生亞硝胺（Nitrosamine）致癌物質**。

亞硝酸鹽廣泛存在優酪乳、優格等乳酸製品與乾燥的加工食品中，諸如：干貝、魚乾、小魚乾、魷魚乾、蝦米乾、蚵乾、蜆乾、魷魚乾等。這些食品與肉品相同，皆含有高蛋白，其中的氨基酸與亞硝酸鹽、人體胃酸結合後，就會產生亞硝胺致癌物質。

此外**菸草、酒精都含很高的亞硝酸鹽**。

亞硝胺除了是致癌物質外，還具有強烈的肝毒性，會引發肝炎、肝腫大、肝硬化、肝癌等，嚴重抑制肝臟排毒功能，造成人體、血液中發炎物質過高而引發慢性發炎反應，這些都是造成血管發炎，誘導心肌血管疾病的主因之一。

與精氨酸相同，**亞硝酸鹽**也具有擴張血管、促進血液循環作用，故被使用於抗心絞痛、心臟衰竭、高血壓等心血管疾病製藥。**抗心絞痛用藥中的硝酸甘油藥物（Nitroglycerin）就是亞硝酸鹽的原型**。臨床上硝酸甘油藥物作為血管擴張劑，也被用來治療心臟衰竭、心肌梗死、高血壓。亞硝酸鹽被用在治療心血管疾病至少達 160 年以上，這已經不是新聞。長期服用這類藥物者，應該嚴禁食用含亞硝酸鹽防腐劑的加工肉製品及魚製品，以減少對肝臟的嚴重傷害。

我們日常新鮮的蔬果中，諸如：高麗菜、花椰菜、甘藍菜、萵苣等十字花科與菠菜、蘿蔔、大白菜、芹菜、雪裡紅、茄子，白米飯、香蕉、番茄等都含有硝酸鹽，與胃酸結合後則轉化為亞硝酸鹽；因此這些食物都具有促進血液循環的功用，能用來預防心血管疾病。但長期過食也是適得其反，特別是**不新鮮的蔬果中，硝酸鹽的含量會增加**，若與加工食品同食，可能造成血管過度擴張，引發人體發炎反應。

許多營養素在營養學上，都如兩面利刃一般，用得好，則事半功倍；用不好，則自傷、傷人。故依照營養學觀點，食物最佳選擇方法就是替換著吃，而且必須吃新鮮的。絕對不要食用腐壞的蔬果，或偏食、長期食用同一種蔬果，正所謂雨露均霑。至於加工肉製品及加工魚製品，最好還是少吃。

由於硝酸鹽與亞硝酸鹽皆為水溶性，水煮川燙的烹調方式，可以將硝酸鹽溶解出水中，降低人體對亞硝酸鹽的吸收。平時烹調食物，盡量減少油炸、燒烤、煎炒，患有高膽固醇者，更應當注意以上這三類食物對肝臟的損傷，以免造成肝臟代謝膽固醇異常。此外還需檢視身體各處皮膚的健康與否、是否有任何過敏現象等慢性發炎反應。倘若身體已經有任何慢性發炎反應，應該嚴格控制麩質食物、高精氨酸食物及含亞硝酸鹽食物，或任何含防腐劑的食物。

（三）膽固醇的誤解

許多病人一聽到膽固醇過高就很緊張，因為西醫通常將心肌血管疾病與膽固醇過高劃上等號，因此膽固醇在人體的重要性嚴重被忽略。膽固醇廣泛存在於全身各組織與某些器官中，特別是含脂肪較高的組織與器官中，包括脂肪組織、神經組織、皮膚、大腦、小腸、腎臟與肝臟等，且以肝臟為最多。膽固醇是形成細胞膜的重要成分，細胞膜可以保護細胞，防止毒素進入細胞體。膽固醇更是合成膽汁、維生素 D、類固醇與性荷爾蒙（如雄性激素與雌激素）的主要成分。

人體內的醇類荷爾蒙無一不需膽固醇得以合成，故服用降膽固醇用藥會阻斷膽固醇合成，導致膽汁、維生素 D、類固醇與性荷爾蒙分泌不足，可能造成腹瀉、消化不良、關節與肌肉酸痛、骨質疏鬆、免疫機能低落、肝腎功能受損、疲憊倦怠、男性勃起功能障礙、女性月經失調、憂鬱、水腫，甚至不孕等副作用，嚴重時亦可能造成腎衰竭。

大眾對膽固醇的認知錯誤直到 2015 年 2 月 10 日，《華盛頓郵報》（請見下頁註）頭條新聞報導，美國政府撤除長期對膽固醇的警告後，膽固醇對人體的影響開始獲得廣泛的注意。

美國政府主要澄清，不需要限制膽固醇的攝取量，食用膽固醇過量並不會影響血液中膽固醇的含量。隨後加拿大政府也做出相同的結論，認為沒有必要限制膽固醇的攝取量。美國心臟協會（American Heart Association）報導，食用過量膽固醇不會造成健康隱憂。這些報導在美、加被罵翻天。美國政府竟然長達半世紀以來，教導民眾錯誤的健康觀念及養生觀。

膽固醇和心肌血管疾病無直接關係，有數十萬人莫名地持續服用降膽固醇藥長達數年，金錢損失與健康無形損傷更不知向誰求償。《美國人飲食指南》（Dietary Guidelines for Americans）長達數十年誤導孕婦必須限制膽固醇攝取。營養學家指出，限制膽固醇攝取量會造成饑餓感，以及對糖類食物的渴求，提高肥胖症、糖尿病及憂鬱症罹患率。美國成人有三分之二體重過重或罹患肥胖症，小孩與青少年體重過重或罹患肥胖症則約有三分之一。肥胖症提高心肌血管疾病及各種慢性病的罹患率。慢性病將成為美國政府財務上的嚴重負擔。

註：美國《華盛頓郵報》報導內容擷取如下：“The U.S. government is poised to withdraw longstanding warnings about cholesterol. Cholesterol is not considered a nutrient of concern for overconsumption.”

（四） 膽固醇偏高的主因並非來自於高膽固醇食物攝取

食物中只有動物含膽固醇，植物是不含膽固醇的。這點導致許多人誤解為吃素就能降低膽固醇。其實血液中的膽固醇主要是來自於肝臟的合成。由食物直接攝入膽固醇所影響血液裡膽固醇含量的比率，約只有 15%～20% 左右。即使是大量攝取高膽固醇食物，所能影響血液裡膽固醇的含量比率，最高也只能達到約 30%。

肝臟合成膽固醇的來源可以是脂肪，也可以是醣類與蛋白質。這也是為何長期素食者竟然也有膽固醇偏高的問題。其實不管我們吃什麼食物，都可能轉換成膽固醇，食物會直接造成身體裡膽固醇偏高的影響並不大。這點就如同不論我們吃什麼，只要沒有消耗掉的能量，就會轉化成脂肪儲存在體內一般。

（五） 低密度脂蛋白 (LDL) 是壞膽固醇之迷思

另一種迷思就是認為低密度脂蛋白（LDL）是一種壞膽固

醇。基於中醫陰陽學說與五行學說，有陰就有陽，一物尚能克一物，以求取平衡。萬事萬物皆如此，這就是自然律，膽固醇在人體內也是如此。膽固醇檢測包括低密度脂蛋白（LDL）與高密度脂蛋白（HDL）二種載體檢測。

低密度脂蛋白負責把膽固醇送往全身之後，我們身體細胞沒有用盡的，才由高密度脂蛋白攜回肝臟代謝掉。這一來一往，求取的不過是平衡而已，缺一不可。沒有低密度脂蛋白，人體無法合成維生素 D、人體天然類固醇與性荷爾蒙等。西方現代醫學真正該探討的是為何人體低密度脂蛋白會過高，造成膽固醇失衡。

（六）影響膽固醇偏高的主因是肝功能的低落

自從德國科學家 Hans Adolf Krebs 提出克氏循環（Krebs Cycle），並且在 1953 年因此獲得諾貝爾生理或醫學獎之後，即揭露了人體代謝脂肪、醣類與蛋白質的途徑是透過乙醯輔酶 A（Acetyl-CoA）而得以互相轉化、獲得能量。**膽固醇的代謝也是透過乙醯輔酶 A（Acetyl-CoA）從脂肪、醣類或蛋白質中轉化合成**。

當乙醯輔酶 A 過高時，肝臟會啟動抑制乙醯輔酶 A 合成膽固醇的機制。所以說，食物種類的攝取對血液中膽固醇含量的影響實在很有限。真正影響膽固醇偏高的原因是肝臟功能的低落，因為膽固醇的合成、分解及代謝都在肝臟內進行。反過來說，如果肝臟功能低落，造成膽固醇代謝異常，不管我們吃什麼食物，也無法有效降低膽固醇。所以網路上流傳，鼓勵人大量喝茶、食用「花生大棗湯」或吃素、服用魚油就能降低膽固醇，減少心肌血管疾病罹患率，甚至治療心肌血管疾病的言論也有其迷思。

Chapter 17

肝臟功能自我檢視法

（一）自然醫學教您如何自我檢測肝臟排毒功能

1. 在下午四點前喝杯咖啡，若平日沒有失眠，到了晚上十一點就寢時有不易入睡或睡眠變淺，感覺影響睡眠品質者，表示肝臟排毒第二程序（排除毒素）功能偏低，對毒素排除的速度過慢。
2. 在下午四點後喝杯咖啡，到了晚上十一點就寢時，都沒有感覺影響到睡眠，仍然照睡無誤者，表示肝臟排毒第一程序（分解毒素）功能偏低，對毒素分解的速度太慢。
3. 喝一杯葡萄酒（約 150c.c.）酒精濃度 12.5% 以上，喝下酒瞬間就臉紅者，表示肝臟排毒第一程序（分解毒素）功能偏低，對毒素分解的速度太快。
4. 喝一杯葡萄酒（約 150c.c.）酒精濃度 12.5% 以上，喝下酒完全都不臉紅者，對酒精沒有反應者，表示肝臟排毒第一程序（分解毒素）功能偏低，對毒素分解的速度太慢。

肝臟排毒功能出問題，影響身體健康，通常都是因為肝臟排毒第一程序及第二程序功能不協調所導致。肝臟排毒第一程序功能分解毒素的速度過快，第二程序功能排除毒素的速度跟不上，毒素會隨著血液循環擴散到全身，身體就會產生中毒狀況。肝臟分解毒素的速度過慢，毒素囤積在體內也會產生中毒狀況，症狀有嗜睡、容易疲勞、易怒、情緒波動、精神不易集中、皮膚過敏、視力模糊或視力降低等。

（二）傳統中醫學教您如何自我檢視肝臟功能

1. 易怒。
2. 指甲無光澤或易損。
3. 視力模糊或視力降低。
4. 左胸疼痛或左側乳房脹痛。
5. 脇下脹痛。
6. 胃酸逆流。
7. 遊走性皮膚過敏。
8. 肝斑，眼周圍或臉部斑點過多。
9. 腹脹。
10. 膽固醇過高。
11. 經常性食物過敏或中毒反應。

如果以上症狀，您同時出現五個以上，表示肝功能已經偏低。

易怒

中醫說：「肝主怒。」肝功能異常時，情緒往往無法克制，容易動怒，這也是一種「情不自禁」。只是這種情緒表現提醒您，應該注意肝臟健康了。

指甲無光澤或易損

《黃帝內經》說：「肝主筋，其華在爪。」人體內在器官顯現在外的精氣稱「華」。中醫認為，從指甲的脆弱易損程度、形狀、色澤，即可看出肝功能是否正常。

指甲基本上要有光澤，如果失去光澤、指甲斷裂、粗糙、變形，或出現斑點、條溝狀、橫紋狀等，都是肝功能不佳的警訊，應該注意不可熬夜、過食油膩、飲酒無度、過度疲勞耗損等。

從營養學的角度來看，指甲無光澤、斷裂、粗糙、變形或易損是蛋白質營養素缺乏的一個症狀。肝臟是人體所有器官中最仰賴蛋白質營養素的器官，缺乏蛋白質，許多生理功能將無法充分運作，如肝臟排毒、合成代謝酵素、合成凝血酶原、製造白蛋白等，肝功能自然呈現異常狀態。

肝臟排毒功能異常，不但嗜睡倦怠，全身產生中毒現象，還將提高癌症罹患率；肝臟無法合成足夠的代謝酵素，人體新陳代謝就會趨緩，人就會開始發胖；肝臟無法合成足夠的凝血酶原，身體就會產生凝血障礙，傷口出血，可能造成出血過多或血流不止；肝臟無法製造足夠的白蛋白，身體多餘的水分就無法帶回血管，會造成水腫。

肉類和魚類原本是攝取完整蛋白質最好的來源，但是因為畜牧業過於使用荷爾蒙與抗生素，使肉類的安全性受到質疑；海洋汙染與重金屬汙染問題也讓長期食用魚類的安全性蒙上陰影。世界衛生組織認定全世界品質最好的蛋白質是分離式乳清蛋白，臨床上，我常用它來提升病人的肝功能。病人都反應，以前指甲很脆弱，容易斷裂，服用分離式乳清蛋白約一個月後，不僅指甲變得很健康，情緒也穩定。可見傳統中醫理論不但經得起時空考驗，吻合營養學論述，甚至比營養學更全面。

視力模糊或視力降低

中醫說：「肝，開竅於眼，久視傷肝血。」視力模糊或視力降低在中醫基礎理論中，屬於肝血虛的症狀。

左胸疼痛或左側孔房脹痛

《黃帝內經》說：「肝屬木，其位在左，在東方。」中醫認為肝氣行於左側，所以有「左青龍」之說。許多人認為左胸疼痛應該是心痛，屬與心肌血管疾病問題，與肝不相關，因為肝臟在人體的右側，心臟在人體的左側。這是西醫生理解剖學上的觀點，是表象。然而，西醫治療心痛（心絞痛）卻用阻斷腎上腺素或鈣離子通道的方式，以抑制人體的壓力反應，達到緩解心痛。肝臟負責接收人體的壓力荷爾蒙，包括腎上腺素，因此長期服用心絞痛用藥，往往損傷肝功能，無法避免心臟病發。

中醫五行學說中「心屬火，肝屬木，木生火」，所以說「肝為心之母，母病及子」，這論述談的不僅是疾病的根源，還涵蓋了預知疾病的演變，是預防醫學「上醫治未病」的領域，相對西醫來說，中醫看得很深邃透徹。所以我在臨床治療心絞痛病人，以治肝為要，針灸治療取穴，也必須選取肝經，通常兩至三個療程，心絞痛就不再犯。

臨床上我治過許多肝腫大、肝纖維化、肝硬化、肝癌的病人，早期症狀都是左胸疼痛，這是肝氣鬱結的一個症狀。壓力之下，盛怒之後，肝氣就容易鬱結不疏，造成左胸疼痛，女性則可能是左側乳房脹痛，但許多病人都被西醫診斷為心絞痛而服用腎上腺素或鈣離子通道阻斷劑等心絞痛用藥，反而更傷肝，加速病情惡化。

左胸疼痛或左側乳房脹痛皆是肝功能異常的早期症狀。有些女性感覺到左側乳房有硬塊，中醫稱為「氣滯」。氣滯造成的硬塊用手能清楚觸摸到，但是無法顯現在超音波之下。此時西醫通常檢查不出肝臟或心臟有問題，會將病因鎖定在乳房病變。

當左胸的疼痛已經擴散到右胸和右側肩胛骨時，就不僅僅是肝功能異常，通常是肝臟器官已經產生病變，稱作器質性病變。此時在超音波檢測下，即可發現有肝臟發炎、腫大、硬化等現象。只能是「下工治已病了」。

脇下脹痛

《黃帝內經・靈樞・五邪篇》曰：「邪在肝，則兩脇中痛。」所謂脇下就是兩肋骨下方。從中醫經絡學說來看，兩脇為膽經及肝經循行所過，故脇肋疼痛多與肝膽功能異常或肝膽疾病有關。從西醫生理解剖學與症狀學的角度來看，肝臟屬消化系統，主要的功能為消化脂肪。當肝功能低落，膽汁分泌過低，或膽道不通暢，若吃到油膩、肥肉，脂肪消化不良時，就容易造成肋骨下方脹滿或脹痛。

食物中的礦物質硫，也必須仰賴膽汁的消化，人體才能吸收。當肝功能降低，膽汁分泌過低時，只要吃到含硫豐富的食物，如大蒜、洋蔥、蘆筍、蛋、黃瓜、韭菜、青椒、紅椒、黃椒等，就容易產生脇下脹滿或脹痛。

胃酸逆流

胃酸的主要成分是蛋白質，從營養學的角度來看，蛋白質營養素缺乏，會造成胃酸不足。蛋白質營養素缺乏影響最大的器官首推肝臟。中醫將此關係稱作「木克脾土」。五行學說中，肝屬木，脾胃屬土，意思是指當肝臟異常時，首先受波及的器官是受肝臟所克制的脾胃。脾胃異常時，不能忽略病根可能來自於肝臟，所以中醫講求治標更要治本。要防範未然，才能完全斷絕疾病的發生，故中醫治脾胃問題，要先確定肝臟健康與否。

胃酸不足是造成胃酸逆流的主因，並非是胃酸過高。當食物進到胃裡時，胃酸不足導致胃不斷蠕動，以製造足量的胃酸消化食物。當持續性蠕動的壓力過大時，胃酸就衝出賁門，造成胃酸逆流，故服用制胃酸劑（胃酸抑制劑）是雪上加霜。難怪製藥廠提醒，持續服用制胃酸劑六個月以上，會提高胃癌罹患率。

科學家及營養學家發現，有乳糖不耐症者通常屬於胃酸過低者。讀者如果有胃酸逆流，想知道自己是否屬於胃酸過低者，可嘗試自然醫學使用的測試方法。

胃酸過低試驗法

1. 早晨起床後，將 1/4 茶匙的蘇打粉溶解在 200 毫升的冷開水中。
2. 空腹服用。
3. 2～3 分鐘後，看看自己是否有打嗝。
4. 將以上測試連續進行三天。
5. 如過三天的測試結果都沒有打嗝，表示您的胃酸很可能分泌過低。

註：當胃酸接觸到蘇打水後，會產生化學變化，製造二氧化碳氣體，引發打嗝。當胃酸分泌過低時，就不會打嗝。

自然醫學改善胃酸逆流的方法

餐前 10～15 分鐘喝下一杯檸檬水，激發胃酸分泌。

作法•

1. 將檸檬切成 1/4 的量，備用。
2. 準備一杯 200 毫升的冷開水，備用。
3. 將 1/4 的檸檬稍微擠壓出汁到冷開水中。
4. 再將擠壓後的檸檬丟入冷開水中。

自然醫學除了以餐前 10～15 分鐘喝下一杯檸檬水的方式，以改善胃酸逆流，還有另一種常用的方法，就是以喝蘋果醋稀釋液激發胃酸分泌，改善胃酸逆流。如果這兩種方法都無法改善胃酸逆流，就應該注意是否為肝功能異常引發。

自然醫學認為西醫對胃酸逆流的病因認知錯誤，故而治胃酸逆流的理論不僅適得其反，還火上澆油。

西醫認為胃酸逆流的原因是因為胃酸過多，故服用制胃酸劑以抑制胃酸分泌，胃酸無法分泌，也就不會產生胃酸逆流。這種理論就如同我們兒時經常聽到的故事一般：有位父親為了避免經常偷竊的兒子再次行竊，乾脆就把他的雙手砍了。試想，胃酸都被抑制了，用什麼消化食物呢？細菌進到胃裡還能被殺死嗎？難怪制胃酸劑有消化不良及提高胃癌風險的副作用。

臨床上我治過不少長年罹患胃酸逆流的病人，皆是從肝臟著手，通常治療一週後，胃酸逆流就大有改善。這類患者在治療期間必須盡量減少或禁止甜食、高脂肪食物及富含硫的食物，減輕肝臟負荷。

遊走性皮膚過敏

從營養學觀點來看，當蛋白質與必需脂肪酸營養素缺乏時，會直接影響皮膚的健康，使皮膚變得粗糙、龜裂、乾燥、傷口不易癒合，也會影響肝功能，造成肝臟排毒功能下降，使人體累積過高的毒素，而反應在皮膚上。剛開始時只有一小區域的皮膚問題，如白斑、黃褐斑、黑斑、紅斑、紅疹、搔癢等，慢慢就擴散到身體其他部位。

中醫認為「肺主皮毛」，皮膚的健康與否首先取決於肺臟的健康。「肺屬金，肝屬木，金剋木」，所以皮膚的問題發展到遊走性皮膚過敏、搔癢時，表示病情已發展到肝臟，稱作「金剋木」引發的「風癢」。《黃帝內經》言：「肝主風，風性輕揚，善變。」中醫認為遊走性皮膚問題和肝風有關。肝風可能是肝血虛、肝火上揚引發。不論如何，在治療上不外乎養肝血、清肝火，蛋白質營養素可以提高紅血球數量，有助於造血、養肝血。

臨床上，我常覺得中醫非常符合近代營養學的觀念，結合營養素與中醫治療，在臨床上總能事半功倍。西醫治療遊走性皮膚過敏只能用類固醇或抗組織胺，但這兩種藥都會加重肝毒素，反而讓人體的免疫系統更脆弱。

肝斑，眼周圍或臉部斑點過多

從營養學觀點來看，維生素 C、蛋白質及必需脂肪酸等營養素缺乏時，眼周圍或臉部因為皮膚較脆弱，只要熬夜、忙碌、勞累、或暴露在紫外線之下，就非常容易長出斑點，甚至空氣污染嚴重時，也能引發眼周圍或臉部斑點過多，這是因為肝臟排毒功能降低，身體抗氧化指數偏低的緣故。

腹脹

肝功能不佳產生的腹脹，通常容易發生在吃到肥肉、油膩食物、油炸物、含硫量較高的食物，例如：蛋、堅果、豆類、種子類、青椒、馬鈴薯、蔥、蒜苗、大蒜、韭菜、洋蔥。

膽固醇過高

肝臟為膽固醇的代謝中心，人體膽固醇由肝臟合成。血液中膽固醇過高是肝功能異常的指標之一，表示肝臟無法將膽固醇適當地轉換成醇類荷爾蒙、膽汁、維生素 D 等，並將過剩的膽固醇代謝、分解後，由糞便排出。

經常性食物過敏或中毒反應

當我們不小心吃進遭到污染、發霉腐敗而含有黴菌、大腸桿菌、病毒或毒素的食物時，胃酸是第一道防線，能殺死這些進入人體的病原。當胃酸分泌不足時，就無法完全殲滅這些病原體，肝臟則是第二道防線。

肝臟除了其中的巨噬細胞（Kupffer Cell）會吞噬未被胃酸完全殲滅的病原體外，還會將毒素分解，避免食物中毒。然而，當疫苗過度施打、慢性疾病藥物長期服用、經常飲用咖啡、奶茶、可樂、酒，以及經常食用加工食品、人工香料、食品添加物、油炸食物……等，肝臟排毒能力趨於飽和，就容易引發上吐下瀉的食物中毒反應及皮膚過敏、搔癢現象。**經常性食物過敏或中毒反應是肝臟功能受損，排毒能力趨於飽和的警訊。**

肝功能的強弱決定了食物中毒的反應。肝功能越強者，通常無任何反應，或僅有微不足道的反應；肝功能弱者，輕則出現斑疹、上吐下瀉數日到數週，重則引發肝、腎衰竭致死。當毒素隨著血液循環到達大腦時，甚至會破壞大腦功能，影響認知能力。西方醫學對某些食物中毒反應並無解毒方法，只能做維生處理。中醫臨床治療食物中毒引發上吐下瀉的經驗強效方是宋代以來的著名方「藿香正氣散」。個人數十年的臨床實踐亦深感，不管是細菌、病毒、瘴氣、水土不服……等因素引發的食物中毒，無論何種膚色、人種，「藿香正氣散」皆有強效。是中醫外出旅遊時必備良藥。

若有上吐下瀉的中毒情況發生時，僅服用「藿香正氣散」即可，不要強迫自己吃任何食物，否則會加重嘔吐。此時若還能進食，僅食用純米粥即可，不要添加任何東西或鹽，避免水液滯留，增加未來水腫、腎臟病變的機率。中醫認為守住「胃氣」，不要增加肝臟負擔即可。如此療法，通常上吐下瀉一日之內就能完全止住，之後只需再食用一天的純米粥，翌日即可恢復正常飲食。若一日之內症狀無法完全消除，則應當選擇就醫。

Chapter 18

認識「傷肝」、「養肝」八要旨

「養肝」唯一的辦法就是不做「傷肝」的事。認識「傷肝」的主因，就等同認識如何「養肝」。以下提出八要點協助讀者「養肝」。

1. 不爆怒

中醫說：「怒傷肝。」人發怒時，通常會瞳孔放大、呼吸急促、面紅耳赤、情緒激動，甚至脖子也變粗。這是因為生氣時會驅動腎上腺素分泌，促使甲狀腺素提高，心跳加速，迫使血液上湧的緣故。

《黃帝內經》說：「肝者，將軍之官，謀慮出焉。主怒。」這真是將肝臟的特性描述的淋漓盡致。人發怒時，的確顯得威武，讓人不由得產生幾分敬畏而不敢侵犯。《黃帝內經》又說：「怒則氣上」，嚴重時甚至連毛髮都豎了起來，就像被惹怒的貓一樣。氣上行，氣推動血液跟著上行，血壓也跟著高漲，臉紅脖子粗，頭都暈了，這就是中醫所說的「生氣」。再「生氣」下去，血壓持續高漲，血流加速，不但臉紅脖子粗，連全身都熱了起來，這就是所謂的「發火」、氣到「肝火上揚」。若還持續「生氣」下去，那就要中風或吐血了。中醫稱這叫做「熱極生風」。

肝臟是接受荷爾蒙的大本營。當人發怒時不僅驅動腎上腺素與甲狀腺素的分泌，還會影響胰島素的分泌。肝細胞疲於接收、分解、代謝這些壓力荷爾蒙，徒增肝臟負荷。當怒氣消了，肝臟得將人體過高的壓力荷爾蒙排出體外，否則將無法恢復平靜的情緒，心跳將持續受到影響，難以平穩。

持續的發怒會使血壓升高、心跳加速、呼吸急促，甚至引發心悸或心慌。您是否有發怒後，還持續頭暈、臉紅、脖子粗、脖子僵硬好幾天的經驗？或生氣後還有「心有餘悸」的感覺？

當覺得快控制不住情緒，要發怒前先做深呼吸，引氣下行回肚臍下方，就會覺得沒氣可生了，這就是傳統中醫所謂的「沉住氣」。要沉得住氣，才能控制情緒，肝臟才能減少損傷。

降肝火——控制情緒爆怒的簡易方法：木穴穴位按摩

1. 將右手拇指呈 45 度角按壓左手食指的木穴。
2. 以逆時鐘方向按摩木穴 5 分鐘。

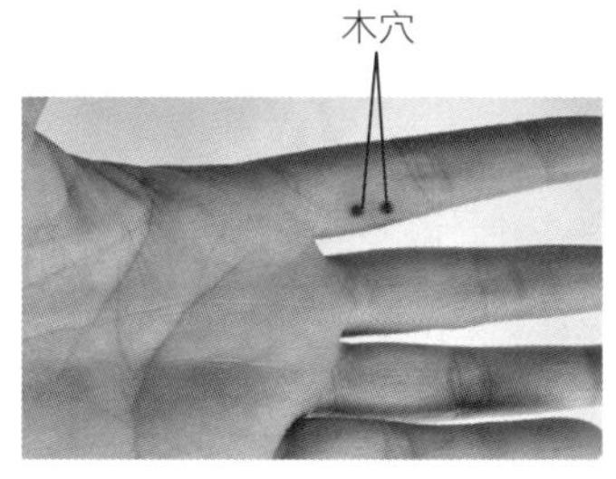

臨床上，我以木穴為針灸主穴，再配合其他安神的穴位治療焦躁症與焦慮症，效果極佳。僅僅按壓木穴做逆時鐘方向推拿五分鐘，很快便可以感受到怒火被澆熄。因為肝氣行於左，故操作時，必須以右手拇指按壓左手的木穴，以逆時鐘方向按摩行泄法，以泄肝火。

2. 不吃油炸物

代謝脂肪是肝臟的主要功能之一。油炸物以中醫的角度來看是濕熱食物，肝臟和膽共同參與消化脂肪，最怕「肝膽濕熱」。中醫認為「肝膽相表裡」，換句話說，傷了肝豈有不傷膽；傷了膽，又豈能不傷肝，這就是「肝膽相照」的道理。油炸物吃太多，可能因肝膽濕熱造成肝膽急性發炎、膽結石或肝臟膽管結石。

從營養學角度來看，油炸物因為油的溫度過高，破壞了油脂的結構，造成反式脂肪。膽汁無法消化反式脂肪。沒有消化的反式脂肪囤積在人體造成毒素，引發高血脂、脂肪肝、心肌血管疾病。

3. 不熬夜

中醫理論，膽經開闔時間是從晚上十一點到凌晨一點，肝經開闔時間從凌晨一點到三點。臨床上，睡眠品質不佳，經常睡到凌晨二至三點就莫名醒來，無法再入睡或熟睡，這是肝臟出現問題的症狀。如果經常熬夜，到晚上十一點還不睡覺，膽無法休息，不但影響膽的健康，同時也影響肝臟健康。「成長荷爾蒙」是人體用來幫助成長的一種荷爾蒙。缺少成長荷爾蒙，人體細胞的再生、修復能力都會降低，身體開始加速老化，不但皺紋增加，肝斑、老人斑都跑出來。成長荷爾蒙還會影響胰島素的分泌。

人體成長荷爾蒙大量分泌的時間是從晚上十一點到凌晨一點，而且必須是在熟睡時才能分泌。所以經常熬夜的人，體內成長荷爾蒙通常過低，不僅皺紋增多，老的快，還容易罹患糖尿病。最好晚上十一點前就寢，不要熬夜。

從營養學角度來看，熬夜會耗損大量的蛋白質與維生素 B 群，降低肝臟排毒功能。蛋白質、維生素 B 群是肝臟排毒的必需營養素；因此，上夜班的人最好能補充這兩種營養素，保護肝臟功能。

4. 不酗酒

依照英國政府對酒精限制的建議量為：男性每日酒精攝取量最好在 24 公克以內，不應超過 32 公克。女性每日酒精攝取量最好在 16 公克以內，不應超過 24 公克。舉例來說，如果每日喝一杯 200 毫升的葡萄酒，酒精濃度為 15%，則每日酒精的攝取量為 30 公克（200×15%＝30）。對女性來說已超過最高限制量，對男性來說也是高標。

根據英國政府統計，飲酒過量提高 25% 肝臟疾病的致死率。酒精提高脂肪肝、肝硬化、肝癌的風險，當肝臟啟動排毒機制時，首先會將酒精分解，所產生的化學變化會在人體製造很高的自由基，不但使肝細胞受損，還能使其他器官細胞氧化，毒害細胞。肝細胞受損時，會誘導發炎反應，造成上腹部、脇下脹痛或肝腫大。

健康的肝細胞有很強的修復能力。肝臟發炎時，肝細胞會自我修復，但是經常飲酒過量，會讓不斷修復的肝細胞死亡凋零，而在肝臟產生疤痕組織，造成肝纖維化。肝纖維化是肝硬化的前身，肝硬化有很高機率發展成肝癌。

5. 不用眼過度

中醫說：「肝開竅於眼，久視傷肝血。」也就是說眼睛的好壞取決於肝臟的功能。現代人常常用電腦或手機過度，不知不覺中已損傷肝血，可能出現體熱、半夜盜汗、眼睛乾澀、見風流淚、視力減退、眼睛容易疲勞、視力模糊、易怒、情緒波動、失眠等症狀。中醫認為肝血虛之後，心臟的血也就不夠，會造成失眠，因為心臟控制人的神識（大腦活動）。這也是為何說「閉目養神」的原因。

保護眼睛——減少肝血虛耗的簡易方法

一、每次閱讀或久視電腦螢幕 50 分鐘後，閉目養神 5 秒鐘。

二、眼睛運動：

1. 輕閉雙眼，看右 1 秒鐘，看前 1 秒鐘，看左 1 秒鐘，看前 1 秒鐘。

2. 看下 1 秒鐘，看前 1 秒鐘，看上 1 秒鐘，看前 1 秒鐘。
3. 睜開雙眼，看右 1 秒鐘，看前 1 秒鐘，看左 1 秒鐘，看前 1 秒鐘。
4. 看下 1 秒鐘，看前 1 秒鐘，看上 1 秒鐘，看前 1 秒鐘。

三、珠圓二穴合併大骨空穴推拿法：

1. 右手食指與中指夾住左手大拇指指關節，以逆時鐘方向按摩大拇指指關節，注意必須按摩到大拇指指關節兩側。
2. 左手食指與中指夾住右手大拇指指關節，以順時鐘方向按摩大拇指指關節，注意必須按摩到大拇指指關節兩側。將右手大拇指輕壓食指第二指節。

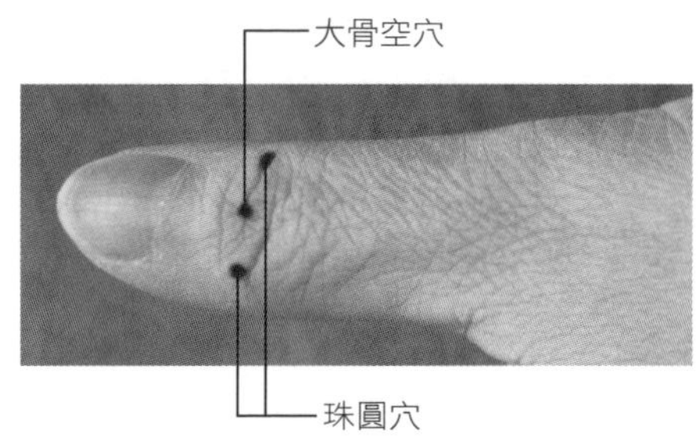

上述手法推拿大骨空穴合併珠圓穴，可立即舒緩眼睛疲勞，提升視力。當眼睛感覺不適時，輕輕閉上雙眼，每次只需按摩一分鐘即可。

註：「珠圓穴」是董氏奇穴的命名，相當於傳統針灸經穴學中的奇穴：明眼穴及鳳眼穴。

6. 不濫用藥物

化學藥物產生的毒素，皆需仰賴肝臟排出，因此藥物濫用嚴重損傷肝功能。藥物濫用造成膽固醇過高的問題，不論中西方都不容忽視，特別是高血壓、荷爾蒙與類固醇藥物的濫用。海峽兩岸有不少民眾將高血壓用藥當成是預防心肌血管疾病的藥物服用，甚至將降血糖藥視為「開胃藥」、預防糖尿病的藥物一般服用。

在中國，民眾不需經醫生診斷，就能輕易地在藥房買到高血壓與類固醇用藥，造成這類藥物濫用很嚴重。荷爾蒙藥物的濫用，不論中西方，則屬避孕藥及治療青春痘用藥最嚴重。

藥廠在西藥上市時，都會提供詳細的藥物安全使用與副作用說明供醫生與患者參考，患者只要上網查詢，就能得到詳細的資料，可減少藥物濫用；然而西藥的副作用普遍存在，致使不少醫生視常見、非致命性的藥物副作用為常態。藥物使用造成膽固醇過高的問題，長期以來受到忽視。

慢性疾病用藥，如高血壓用藥β受體阻斷劑（Beta Blockers）與利尿劑、抗心律不整用藥、糖尿病用藥、避孕藥與治療青春痘荷爾蒙用藥、類固醇用藥、免疫抑制劑、用於愛滋病與 C 型肝炎的蛋白酶抑制劑（Protease Inhibitors）等，皆具有造成膽固醇過高的副作用。

讀者或許很迷惑，**膽固醇過高會提升心肌血管疾病的罹患率，引發心臟病或中風；然而心肌血管疾病用藥卻有造成膽固醇過高的副作用；降膽固醇用藥又有損傷肝功能，造成黃疸與發炎**

反應的風險；發炎反應又可能誘導 SR-B1 的增多，提高心肌血管疾病的罹患率。如此一來，西方醫學還能治療心肌血管疾病嗎？

膽固醇過高與心肌血管疾病的問題對西方醫學來說，就像是一種互為因果的惡性循環一樣，牢牢地糾結在一起，似乎是永遠無解、根本無法治癒。也難怪患者一旦服用心肌血管疾病用藥，醫生便囑咐終生不得停藥。

7. 適當運動

適當的運動可以促進高密度脂蛋白的生成，將身體細胞沒用盡、過多的膽固醇攜回肝臟代謝。此外，適當的運動還可以提升肝臟的排毒功能。缺乏運動不利於新陳代謝與肝臟排毒，造成脂肪屯積，體重增加，膽固醇增高。

8. 攝取適量蛋白質

蛋白質是肝臟唯一用來代謝毒素的營養物質。沒有一個內臟像肝臟一樣，這麼需要蛋白質，因為肝臟是用蛋白質氨基酸共軛鏈去分解毒素，最後把毒素變成水。

許多人因為害怕膽固醇過高而不敢吃肉、海鮮或蛋，造成蛋白質攝取不足，影響肝臟排毒功能，使體內毒素過高，誘導發炎反應，反而增高了 SR-B1 的生成，造成總膽固醇量與低密度脂蛋白過高，這是本末倒置的作法。

淋巴排毒

PART 5

Chapter 19

淋巴系統如何排毒

（一） 認識淋巴系統

我常思考，如果一個人完全不知道人體的淋巴系統作用為何？又不知道什麼是淋巴排毒？更不知道人體有七大排毒管道，而花不少時間、金錢和精神排毒，到底有效果嗎？

要知道什麼是淋巴排毒，就必須先了解人體淋巴系統最基本的功能。**淋巴系統（Lymphatic System）由淋巴管、淋巴組織、扁桃腺、胸腺和脾臟等構成，是人體主要的防衛系統**。沒有淋巴系統的協助，免疫系統將無法運作，血液循環也無法獨立完成。

淋巴系統主要功能

1. 收集多餘的細胞間質液，並將其送回血液中。
2. 製造淋巴球，保衛身體免於疾病。
3. 吸收腸道水液，將其輸送到血液中

細胞間質液

血液循環主要是將養分、代謝廢物與產生在血液和細胞間質液的廢物在人體進行交換、過濾。動脈血攜帶的養分與氧氣，藉由全身綿密如網狀分布的微血管輸送到人體各組織時，有些血液中的液體也隨著流到身體組織中，成為細胞間質液。淋巴系統除了負責將這些血液中流失的液體攜帶回靜脈外，也將血漿蛋白、細菌、病毒、細胞殘骸等細胞外毒素攜帶入淋巴管過濾，以防止任何有害物進入血液，危害健康。

淋巴液

人體每天約有 3 公升的細胞間質液，必須仰賴淋巴系統攜帶回靜脈，淋巴液（Lymph）即由這些多餘的細胞間質液構成。輸送這些淋巴液的管道就稱淋巴管（Lymphatic Vessels）。

淋巴管

淋巴管末端為蜘蛛網狀的淋巴微管（Lymph Capillaries），和微血管一樣，遍布全身各處，以方便吸收全身多餘的細胞間質液及細胞外毒素，並將其過濾後送回血液中。如果這些細胞間質液滯留在身體組織中，會造成水腫，人體總血量也會不足。這種情況就如中醫所謂的「腎陽虛」，腎陽無法蒸騰水液，潤澤全身，反而造成水液氾濫，引發水腫。水腫通常導致高血壓。

（二）淋巴循環如何排毒

淋巴液回流的路徑上有上千個節結，稱淋巴結（Lymph Nodes），與淋巴管相連。這些節結就像淋巴管的關卡一樣，負責把關，防止外來物入侵。淋巴結主要分布在皮下和內臟之間，尤其在頸部、腋窩、腹股溝等處特別密集。

淋巴結

也是製造淋巴球的場所，淋巴球則是免疫系統中產生抗體及吞噬外來入侵人體的細菌和病毒的主要血球，屬於白血球的一種，約占白血球的 20～45%。

脾臟

是淋巴系統中最大的器官，在脾臟中就有大量的淋巴球聚集，以吞噬老化及死亡的紅血球，過濾血液，並將紅血球分解後的血鐵再利用。

在淋巴系統中，只有淋巴結有過濾淋巴液的作用。有了淋巴結，淋巴系統就好比一張綿密的濾網，對血液中的代謝廢物、老化及死亡的紅血球、細胞外毒素、細菌、病毒，甚至是癌細胞進行有效的清除與過濾，淨化血液。

淋巴循環

淋巴管的結構與靜脈相似，具有閥狀瓣膜，使淋巴液朝心臟方向流動，防止回流到淋巴微管。除了右側上部區域的淋巴液經由右淋巴總管，流入右鎖骨下靜脈以外，**人體淋巴液的流動主要靠骨骼肌的伸縮作用與呼吸作用的動力導引，朝心臟方向流動，**經由胸管，進入左鎖骨下靜脈，將多餘的細胞間質液輸送回血液，這個循環就稱為「淋巴循環」。

淋巴循環和血液循環最大的差別

血液循環有心臟這個大幫浦可以強而有力的推動血液；淋巴循環則沒有一個幫浦可以推動淋巴液朝心臟方向流動，完全只能仰賴骨骼肌的伸縮與呼吸作用的推動。運動可以加強骨骼肌的伸縮作用，促進淋巴循環，所以適當的運動是維持健康的基本所需。

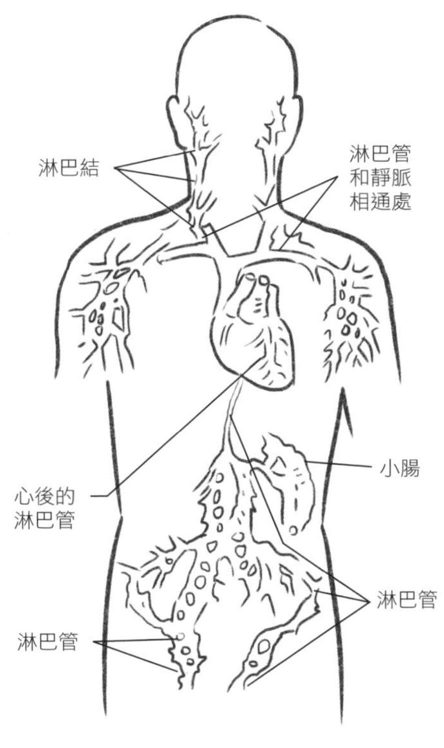

人體的淋巴系統

Chapter 20

淋巴循環不良

（一）淋巴循環不良的原因

◉ 經常處於寒冷潮濕之處

寒冷潮濕的生活環境、冷氣空調的工作場所，不但容易造成淋巴循環緩慢，也影響血液循環的流速。這也就是中醫所謂的「濕寒」環境。現代人因為經常處於冷氣房，造成類風濕性關節炎、皮膚炎或發胖，都與淋巴循環不良有關。由於淋巴排毒的食療與血液淨化有很大的關係，故在 Part 7 的「血液排毒」中一併介紹。

◉ 缺乏運動

淋巴循環沒有像血液循環一般，有一個主導器官——心臟如幫浦般的動力，可以推動淋巴液朝心臟方向流動，完全只能仰賴骨骼肌的伸縮與呼吸作用的推動。因此要加強淋巴循環，就必須運動、伸展四肢，加強骨骼肌的伸縮。缺乏運動、久坐、久臥，骨骼肌的伸縮就很有限，會造成淋巴循環不良。

（二）破除拍打「膽經」促進淋巴循環及排毒之迷思

淋巴結主要分布在皮下和內臟之間，尤其在頸部、腋窩、腹股溝等處特別密集。淋巴結特別密集的這些地方在中醫的經絡學說中，恰好是膽經及肝經循行的路徑。我曾經治癒過幾位慢性皮膚病的病人，因為長期服用類固醇造成頸部、腋窩、腹股溝等處的淋巴結腫大，形成大硬塊，如腫瘤一般，西醫懷疑是淋巴癌。在中醫治療上，卻只需要用針灸疏通膽經及肝經，數年的淋巴節腫大就可以在短短的數週內縮小或消失無蹤。

這幾年來，不管是台灣、香港、中國的電視節目或網路上到處都可以看到宣傳拍打膽經的好處。這些好處包括拍打膽經能排毒、瘦身、瘦大腿、治坐骨神經痛、關節炎等，並且強調拍打時要用力，不僅要拍到麻，最好是拍到出痧，若出現紫痧，則表示瘀血已經被拍出，毒素也跟著排出。這是誤導觀眾。

我有位病人因為拍膽經拍出紫痧，當天感覺異常輕鬆，過了幾天卻覺得大腿發麻，無法走路。我詢問病人，為何把自己兩腿外側拍得到處瘀血？病人瞪大兩眼，一臉疑惑地問我：「這紫痧不是毒素嗎？」我反問她：「您聽過有人這麼用力拍腿，能不拍到微血管破裂出血，呈現紫紅色的嗎？」

中醫針灸推拿學中，「拍法」是一種「瀉法」，用於阻塞不通時。拍打膽經用來紓解膽經、肝經的氣血瘀滯、不通暢。不通則痛，膽經瘀滯可以引發坐骨神經痛；因此拍打膽經可以紓解氣滯、血瘀引發的坐骨神經痛。然而，並非所有的坐骨神經痛都是肝膽經氣滯、血瘀引發的。中醫講求辯證論治。

中醫認為「腎主骨」，腎臟陽氣虛衰，二腿冰冷，血液、淋巴循環皆不良，造成脊椎骨退化、病變壓迫到坐骨神經，就會引發坐骨神經痛，卻不適合用力拍打膽經。因為瀉過多，反而讓身體更虛弱，所以就會造成大腿兩側膽經發麻，大腿無力，而無法行走。

「膽」在中醫學說中稱作「奇恆之腑」，收藏膽汁，治療時不可過於用「瀉法」，否則損傷其「收藏」功能。

拍打膽經協助淋巴循環，無論從西醫生理解剖學的角度或中醫學說理論來看，都沒有必要用力拍，因為**淋巴結主要分布在皮下，只需輕鬆的由足部朝心臟方向循肝、膽經輕鬆推拍，即可促進淋巴循環，加速淋巴排毒**；拍打膽經瘦身或瘦大腿的道理也相同，只需以空掌輕鬆推拍即可。膽經循行雙腳外側；肝經循行內側，推拍時應當以右手沿膽經、左手沿肝經由腳踝朝心臟方向推拍，引導淋巴液流回靜脈。

如果多餘的細胞間質液滯留在身體組織中，就會造成水腫。不僅大腿、小腿看起來粗，手臂也會粗。也是用以上方式輕鬆地推拍手臂兩側及肝、膽經，引導淋巴液朝心臟方向流回靜脈，以紓解水腫。

淋巴水腫也可能發生在手臂或臉頰及眼睛四周，但一般最熟悉的拍打膽經範圍只限於兩腿外側的「風市穴」區域。膽經也走眼角，如果只需拍打大腿兩側膽經上的風市穴就能瘦身或排毒，還需要膽經上的其他四十三穴做什麼呢？後續內容結合針灸經絡學說與西方淋巴引流術，提供較完整的淋巴排毒介紹。

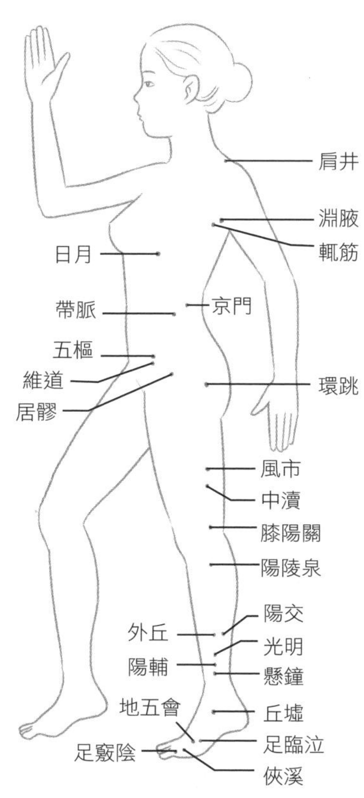

足少陽膽經

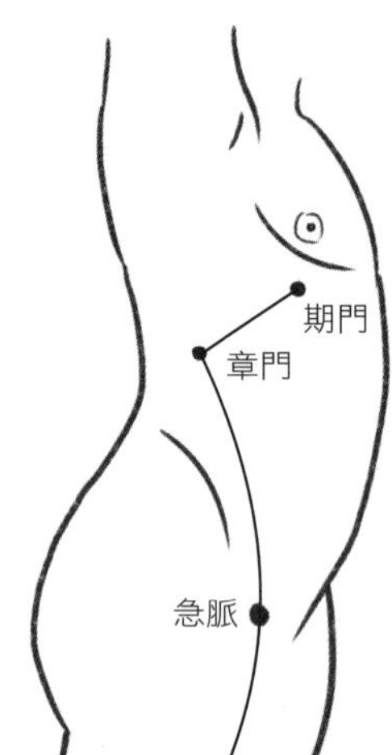

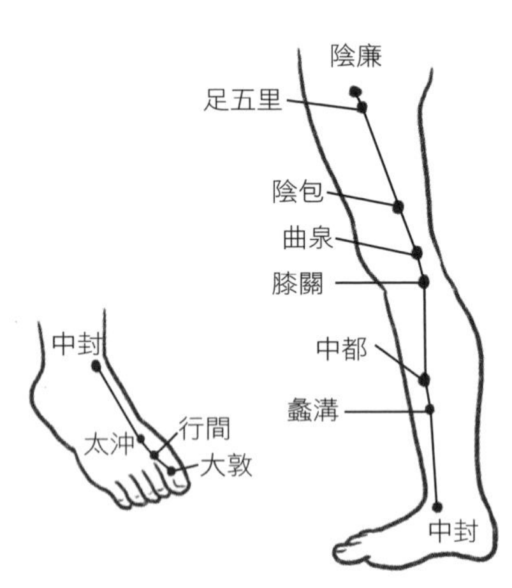

足厥陰肝經穴

Chapter 21

如何促進淋巴排毒

（一）肝膽經「淋巴引流術」(Lymphatic Drainage Manipulation)

淋巴引流術是一種引導淋巴液流回靜脈的特殊手法，在歐、美盛行已久，常被用來改善手術後的淋巴水腫，或作為定期促進淋巴排毒的保健。

淋巴引流術有別於按摩。淋巴液只有一種流向，就是朝心臟方向流動。如前所述，淋巴循環沒有一個幫浦可以協助推動淋巴液朝心臟方向流動，完全只能仰賴骨骼肌的伸縮與呼吸作用的推動，這也是為何需要淋巴引流術加速淋巴循環的主因。

除了人體右側上部區域的淋巴液經由右淋巴總管，流入右鎖骨下靜脈，進入血液循環外，其他淋巴液則經由胸管，流入左鎖骨下靜脈，進入血液循環，將多餘且淨化過的細胞間質液輸送回血液，這個循環就是「淋巴循環」。**淋巴引流術必須沿著淋巴循**

環的路徑推動淋巴液，才能加速淋巴液流回血液中，就是加速淋巴循環、加速淋巴排毒之意。

淋巴球平時並不在血液中，而在淋巴液中。例如，淋巴球中的自然殺手細胞（NK Cells）在人體免疫系統中的角色如巡警一般，經常到血液中巡視，準備隨時對外來入侵的病源或是自身病變的癌細胞發動攻擊。淋巴球屬於白血球的一種，可以穿梭在淋巴液和血液中，當外來的病源入侵人體時，白血球就會從淋巴液中穿越血管壁到血液中抵抗細菌或病毒。所以當血液檢查時，發現白血球過高，往往表示身體可能有感染或發炎。

淋巴系統的主要功能為參與人體免疫系統功能。因此，過於緩慢的淋巴循環會造成免疫功能低落，甚至免疫機能衰退而衍生出許多健康問題，包括癌細胞過多，體內毒素過高引發頭痛、疲勞。淋巴液滯留也會引發關節炎、關節疼痛或四肢腫脹等，所以說，淋巴排毒直接影響人體免疫功能。

淋巴引流術能有效地提高淋巴液回流，有助於清除體內毒素，提升免疫力。「肝膽經淋巴引流術」則著重在疏通肝膽經的淋巴結，使整個淋巴系統暢通無阻，不僅是疏通大腿外側的膽經而已，這與西方的淋巴引流術理念大致相同。

頸部、腋窩、腹股溝等處是淋巴結最密集的區域，也是肝膽經的巡行路徑，特別是女性的乳房，更是腋窩區淋巴結最密集之處；肝膽經淋巴引流術更有降低乳癌罹患率的功效。這與中醫推拿或針灸疏通淋巴節的作用一樣，只是針灸普遍效果更為強大；當然，倘若遇到一位不專業的針灸師，就另當別論。

足臨泣

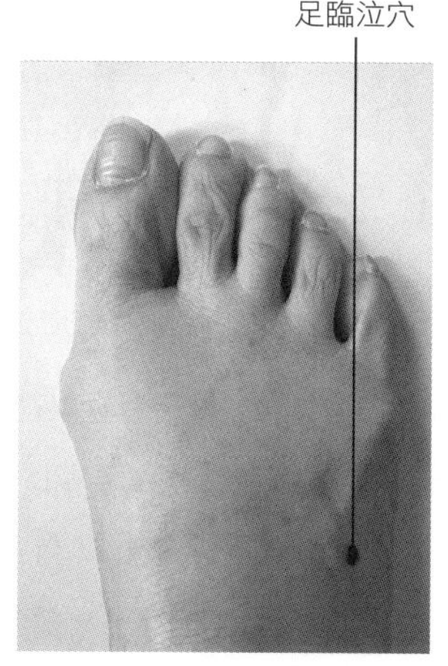

足臨泣

是膽經上的輸穴，為傳統針灸學說中用以治療乳房病變的有效穴，按壓這個穴位能疏通乳房周圍的氣血循環與淋巴循環，作為日常乳房保健。罹患乳癌的婦女手術後常造成很嚴重的淋巴水腫，也可以**按壓足臨泣穴以疏通腋下氣血循環與淋巴循環**。

女性在剖腹產後常容易造成下腹部脹滿、微疼、不適感，甚至是絞痛。以中醫經絡學說的觀點來看，這是因為術後的疤痕組織阻礙了經絡暢通所致。如果以生理解剖學的角度來看，則是因為術後的疤痕組織阻礙了淋巴循環路徑的暢通。因此，淋巴引流術對於剖腹產的女性也有疏通疤痕組織障礙的優點。但是當疤痕組織太深、面積太廣，淋巴引流術效果不彰時，仍以針灸治療效果較快。

淋巴系統不通時，會產生節結，輕按下去會出現微痛感，說明此處的淋巴結可能有發炎現象，只要常常施以淋巴引流術，節結就會慢慢地自行散去。如果淋巴節結出現腫大，輕按沒有痛感，請格外小心。常多見淋巴結集處有輕壓無痛感的腫大型淋巴節結，這有可能是淋巴癌的早期症狀之一。

以下為疏通淋巴結、促進淋巴循環，增強淋巴排毒、提升免疫力的簡易自我操作淋巴引流術。**操作手法有一個要則，就是按壓時不能重按，手法要輕。**

（二）簡易肝膽經淋巴引流術自我操作手法

1. 使用左手在左側腹股溝淋巴結集處，以逆時鐘方向輕按壓 18 次；使用右手在右側腹股溝淋巴結集處，以順時鐘方向輕按壓 18 次。兩手需同時進行。

   說明：肝膽經淋巴引流術在促進兩腳淋巴回流時，必須先疏通兩腿肝經和膽經路徑上的腹股溝淋巴結，可以直接在腹股溝的淋巴結集處輕按壓 18 次。左右兩手方向相反，才能引導淋巴液朝心臟方向流回靜脈。

2. 將右手中指尖貼在右大腿側風市穴（請參閱第 191 頁「足少陽膽經」圖解）位置，手掌置於大腿中央，朝腹股溝方向緩慢按壓。反之，依照此法操作另一側。左、右各做 6 次。

   說明：因為淋巴循環的正常速度比血液循環慢得多，所以淋巴引流術的操作手法速度要緩慢，不斷地重複操作。

3. 將兩掌同時置於足踝肝經與膽經上，朝腹股溝輕推。左、右腳各做 6 次。

4. 將右手置於左腋下淋巴結集處，以逆時鐘方向輕按壓 18 次；將左手置於右腋下淋巴結集處，以順時鐘方向輕按壓 18 次。兩手需同時進行。

   說明：肝膽經淋巴引流術在促進乳房與兩手淋巴回流時，必須先疏通兩腋下肝膽經路徑上的淋巴結。可以直接在腋下的淋巴結集處輕按壓，引導淋巴液朝心臟方向流回靜脈。

5. 左手沿著右側乳房下方以順時鐘方向朝鎖骨下輕推 6 次。
6. 右手則沿著左側乳房下方以逆時鐘方向朝鎖骨下輕推 6 次。

（三）促進淋巴循環清除毒素的運動——游泳、淋巴彈跳運動

促進淋巴循環最好的運動首推游泳

游泳為一種全身性運動，可以增強骨骼肌的伸縮與呼吸作用的推動，促進淋巴循環，並可減輕運動期間脊椎與關節承載的壓力，將運動傷害降到最低。

特別是體重過重，患有肥胖症、關節炎、坐骨神經痛或骨質疏鬆症者，由於水的浮力，可以減輕關節對體重的承載力，降低運動期間對關節造成的壓迫與損傷；因此，游泳較安全，運動傷害最小，為最適合促進淋巴循環的運動。

淋巴彈跳運動

淋巴彈跳運動也是促進淋巴循環很有效的運動。跳繩、跳躍運動與彈跳床都可以促進淋巴循環。特別是迷你型彈跳床，不但能作為骨折癒後的復健，提高骨密度，增加心肺功能，更能促進淋巴循環。

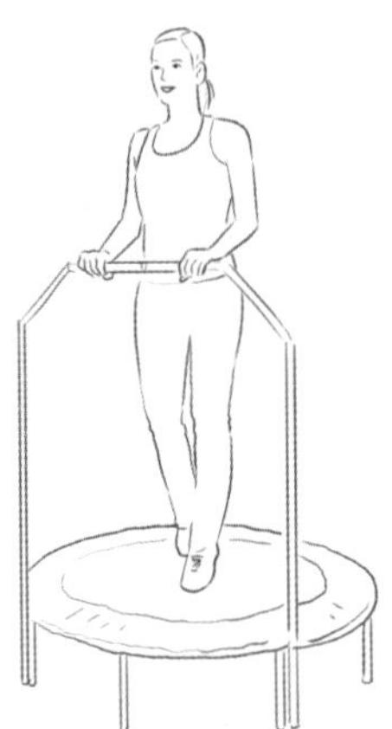

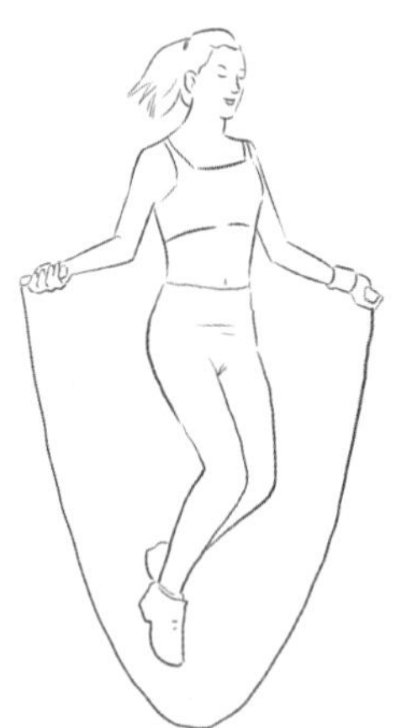

腎臟排毒

Chapter 22

認識腎臟排毒

（一）腎臟如何藉由尿液排出毒素

腎臟位於人體最後一根肋骨與脊椎相接的夾角區，左右各一顆，主要功能為過濾血液，排除新陳代謝後產生的廢物。特別是**蛋白質代謝後的產物——氮、胺及尿酸，需仰賴腎臟將這些毒素由尿液排出**。因此，當腎功能低落時，如果攝入的豆類蛋白與肉類蛋白太高，腎臟無法將代謝物過濾乾淨，就會造成血液中的尿酸值過高，引發痛風。當血液中的尿素氮、肌酸酐值過高時，就會引發慢性腎臟病。

腎臟是人體水液代謝中心，多餘的水分會藉由腎臟自血液濾出，形成尿液後排出人體。正常的一對腎臟每日約可製造 1,000 到 2,400 毫升的尿液。本書 Part 4「肝臟排毒」中已經說明，只有經過肝臟分解過後的水溶性毒素才由尿液排出人體。

（二）水腫與心肌血管疾病

腎臟有維持人體正常鈉、鉀、鈣、磷等電解質，以及分泌「腎素」（Renin）調節血壓的功能。慢性腎臟病患者、腎功能低落者因為腎臟喪失調解鈉、鉀電解質的正常功能，而引發水腫，造成血壓升高。鹽含有很高的鈉離子，這就是有人一旦吃太鹹、吃薯條、薯片就引發水腫、血壓升高的原因。腎功能異常是造成高血壓的主因。

西醫將腎臟器官實質性異常引發的高血壓，稱作「腎性高血壓」，可分為腎絲球異常、腎小管異常、腎腫瘤、腎動脈狹窄等引起的高血壓。傳統中醫則認為無論是腎臟器官異常或腎臟功能異常，都是導致水腫與心肌血管疾病的主因。許多高血壓患者使用三種以上的高血壓藥物後，不但降壓效果不明顯，還造成水腫、排尿短少或排尿困難，皆是腎功能異常引發的高血壓。

腎臟和肝臟都是人體非常重要的排毒器官，長期服用西藥，難免損傷肝、腎功能。臨床上我經常有病人服用類固醇、高血壓、心肌血管疾病用藥一段時間後，產生水腫的案例。很諷刺的是，水腫通常導致高血壓。醫生只好使用利尿劑（Diuretic）去水腫，降低血壓。於是西藥種類越吃越多，最後導致腎功能嚴重異常的惡性循環，影響心臟功能。

腎臟具有分泌腎素（Renin），介導腎上腺皮質釋放醛固酮（Aldosterone），以提高人體對鈉及水分的吸收，使血壓上升的功能；心臟則具有分泌心鈉素（Atrial Natriuretic Peptide，

ANP），以抑制腎上腺合成醛固酮，減少腎臟對鈉離子和水分的吸收，使血壓下降的功能。如此心、腎相互制衡，以調控人體鈉、鉀電解質與血壓，西醫將此系統稱作 Renin-Angiotensin-Aldosterone System（RAAS），中醫則將此功能視為「心腎相交、水火既濟」的作用（腎主水，心主火）。RAAS 系統異常可能導致急性心肌梗死、心臟衰竭、水液滯留、水腫、高血壓、中風和腎臟疾病等。

當腎功能異常，造成人體水液代謝異常、尿液瀦留、血壓升高及鈉、鉀電解質異常，引發心悸、心慌、氣短、胸痛、喘息等症狀，中醫稱作「心腎不交」。西醫治療藥物通常為利尿劑合併血管擴張劑，甚至合併腎上腺素阻斷劑與鈣離子阻斷劑。這種治療方式不但未能提升腎臟功能，反而抑制腎臟功能的修復，因為除了西藥中的毒素往往需要仰賴肝、腎的排除，才能避免身體中毒、產生致命性的嚴重副作用外，這些藥物的作用機理嚴重違反腎臟機能，反而損傷腎臟更甚。

(三)「美白」須先強腎——黑斑如何產生

大地孕育萬物的功能就像腎臟主生殖，孕育子孫一樣，故以天為陽，以地為陰，所以中醫以黑色來象徵極陰的腎臟。腎臟是人體最主要的水液代謝中心，腎功能低落、腎功能異常的患者因水液滯留皮下或皮表，皮膚出現黑色沉澱，臉色經常發黑，呈現黑斑與暗沉，中醫稱為水色，將腎臟類比為黑水。故洗腎患者的膚色都偏黑，尤其臉部更明顯，無論使用任何美白保養品，甚至含類固醇的美白霜都無效。

加拿大的多倫多由於冬季長達半年之久，氣候寒冷，最嚴寒時氣溫甚至可到達攝氏零下 40 多度。不少南美洲、亞洲與中東移民的人因此患腎陽虛，滿臉黑斑，不論是服用或塗抹高劑量的維生素 C，都效果不彰，黑斑依然明顯。更有不少病人做了無數次的醫美激光與雷射美白治療，花費台幣數百萬，效果也都不持久。

我在臨床上治癒不少婦女大面積的黑斑。不論使用中藥或針灸治療，都必須先使腎功能恢復正常，再輔以營養素，效果即能明顯。**「強腎」簡易食療：每日食用 3 顆核桃、6 顆覆盆子。**

(四) 利尿劑 (Diuretic) 迷思

◉ 排出尿液不等同腎臟排出毒素

正常的一對腎臟每日約可製造 1,000 到 2,400 毫升的尿液。腎功能低落、腎功能異常、糖尿病患者的排尿量則偏多。排尿越多，並不等同腎臟排出毒素越多；排出尿液，也不等同腎臟排出毒素。以西醫化學製藥的利尿劑來促進排尿，不等同腎臟排出毒素。

◉ 利尿劑風險

攝護腺腫大造成排尿困難的患者經常服用利尿劑。慢性腎臟病患者因為腎臟喪失調解鈉、鉀電解質的正常功能，引發水腫，西醫也是投以利尿劑。但利尿劑具有造成無法排尿的副作用，這是因為利尿劑加重腎功能受損的原因。

利尿劑會將人體的鉀離子大量排出體外而造成血鉀過低，引發血壓過低、心律不整、心悸、心慌等症狀。汗流過多時，同樣也是因為鉀離子大量排出體外，而引發情緒緊張、心律不整、血壓過低、心悸等現象。這是因為人體電解質失衡之故，因此運動員常吃香蕉補充鉀。中老年人使用利尿劑則更容易發生低血鈉或低血鉀，引發低血壓、心跳過緩或過快、體位性頭暈、吞嚥無力等症狀；特別是腎功能已經逐漸退化的老年人，排毒功能趨緩，更加重利尿劑對腎臟的傷害，可能提高中風與心臟衰竭的風險，甚至導致腎前性尿毒症，危及生命。

利尿劑也會影響血糖及蛋白質的代謝，造成血糖過高或高尿酸血症，導致糖尿病或痛風。醫生可能會鼓勵患者在服用利尿劑期間多補充含高鉀的食物，如香蕉、菇類、馬鈴薯、豆類等，以預防利尿劑引起的電解質紊亂。但是慢性腎臟病患者通常有蛋白質代謝異常、尿酸、血鉀過高的情況，在飲食上並不適合食用這些食物，會造成電解質異常。

（五）自然醫學教您如何利尿、去水腫、降血壓、美白

缺乏蛋白質營養素或肝病變造成白蛋白過低、腎功能異常、甲狀腺功能低下、淋巴腫脹，都可能引發水腫。皮下或皮表水腫是造成皮膚暗沉，形成黑斑的主因；尿液瀦留則是引發水腫、血壓升高的主因，因此「利尿」是改善水腫、降血壓、淡化黑斑及暗沉最常用又有效的方法。印度阿育吠陀醫學常用的利尿草本有玉米鬚、西洋蓍草（Yarrow）、杜松（Juniper）和蒲公英等。中醫則需經過辨證，才能對證下藥。

相對來說，中醫的「利尿」法較其他醫學更全面。有透過宣發肺氣以行水的「開源導流法」、「利水滲濕法」、溫陽腎臟以化氣的「溫化水濕法」等。赤小豆、薏仁、綠豆、蓮藕、絲瓜、冬瓜、茯苓、車前子、玉米鬚、蒲公英、馬齒莧、黃耆、山藥、薑皮、紫蘇都是中醫常用的「利尿食療」，既有效又緩和。食材本身就含有鈉、鉀礦物質，可以補充排尿過程流失的鈉、鉀，可以穩定鈉、鉀電解質，具有標本同治的功效。民間夏日經常服用的綠豆絲瓜薏仁湯，以及冬天服用的赤小豆生薑薏仁湯，都是很好的利尿、去濕食療，有利於美白。

赤小豆生薑薏仁湯

材料• 赤小豆 100 克、薏仁 50 克、薑帶皮 1 小塊、水 8 杯、冰糖少許。

作法•

1. 將赤小豆、薏仁洗淨，泡一晚備用。
2. 將薑拍碎與赤小豆、薏仁置入慢燉鍋。
3. 加入水，以慢燉鍋煲煮約 4～5 小時。
4. 加入冰糖續煮 10 分鐘即可食用。

註：以上食療適用於冬天或手腳冰涼、四肢粗大、排尿短少者。

綠豆絲瓜薏仁湯

材料• 綠豆 100 克、薏仁 50 克、絲瓜 1 小條、水 8 杯、冰糖少許。

作法•

1. 將綠豆、薏仁洗淨備用。
2. 將絲瓜去皮切片備用。
3. 將作法 1 及作法 2 的備用食材置入鍋中。
4. 加入水，以大火煮開後，再以中小火續煮至綠豆、薏仁軟化，稍微裂開即可。
5. 加入冰糖續煮 5 分鐘即可食用。

註：以上食療適用於夏天中暑、排尿不利或排尿短少者。

傳統中醫是國際自然醫學的主流醫學。中醫美白是傳統中醫學的重點之一，更是中華文化的瑰寶。古代帝王嬪妃莫不講求養顏、美容以討好帝王，於後宮爭寵，這使得傳統中醫美白受到歷代帝王家的重視，而得以完善保存。例如：慈禧太后使用的美白方「玉容散」。

傳統中醫美白是在中醫學的理論指導下，運用食物、針灸、中藥調理臟腑、經絡，平衡陰陽，達到美白的目的。主要方法有以肝臟為首的「疏肝理氣法」（去肝斑、老人斑）、以腎臟為首的「溫陽補腎法」（去黑斑）。西醫美白採用「外治法」治標，而不治本，雖然效果快，但不持久，甚至對身體造成毒素傷害，療效不穩定。中醫美白則內外同治、標本同治。採用內調法為主，外治法為輔；以治本為主，治標為輔，故療效穩定。

Chapter 23

破除「減重」迷思

(一)「減重」先要強腎

◉ 陰陽學說和體重的關係

「減重」不等於「減肥」。連「下巴」都長出「肉」，稱作「肥」；全身「肌肉」都變重了，則稱作「腫」。這是「肥」與「腫」的區別，也是中文造字之「妙」。水液滯留在肌肉或肌膚表層，使「肌肉」突然變重，體重也相對增加，這是水腫現象。水腫是唯一能讓體重在最短的時間內快速增加的原因，脂肪則需要一段時間的累積，體重才會增加。去水腫、排除人體水液就能快速減重，減肥則必須燃燒脂肪，體重才會下降。腎臟是人體水液代謝中心，因此與「減重」關係最密切。

西方人飲食習慣偏重生菜沙拉、生機飲及乳製品，特別是起司、優格、優酪乳、牛奶等，甚至將優格、優酪乳放入生機飲裡，以提升蛋白質營養素。在本書 Part 3「肺臟排毒」中談過乳製品容易聚濕生痰、阻礙能量與血液循環、損耗腎臟陽氣，造成腎臟陽氣虛衰（腎陽虛），引發呼吸道疾病、造成易胖體質及過敏體質。

在我的病人中，罹患腎陽虛、甲狀腺功能低下的白種人相當普遍。白種人很重視運動，但還是瘦不下來，主要都是因為飲食習慣造成的腎陽虛，以及甲狀腺低落引發的代謝趨緩。試想，剛起床時體溫通常偏低，早餐吃冰牛奶加玉米片或生機飲，胃的溫度不是更低嗎？如何能消化食物？甲狀腺功能低下和腎陽虛的症狀都是體溫偏低，特別是清晨四肢冰涼、倦怠嗜睡、精神無法集中、體重增加、水液滯留、發胖及沉重感。

陰陽學說是中醫的根本，是數千年來中華民族審視宇宙，觀察自然，看待事物的一個心得總結，這總結可以簡單的用四個字表達——客觀平衡，這是一種極具藝術境界的價值觀。病人常問我：「中國人的陰陽到底是什麼？太極圖裡想要表達的又是什麼樣的陰陽學說價值，這和我的健康有什麼關係？為什麼常聽說中國人打太極養生？」

如何將這麼複雜的學說簡潔扼要、淺顯易懂的在幾分鐘之內向外國人說明？我總是拿起一盒面紙對著燈，問病人：「從您的角度，看到這盒面紙的哪些面？有哪些面是亮的？哪些面是暗的？如果從明暗的角度來解釋陰陽，您所見到的亮的那一面稱作『陽』，暗的那一面稱作『陰』。但是換個『觀點』來看陰陽，這盒面紙其實有六個面，您只看到三個面，您看到的那三個面稱作『陽』，沒看到的那三個面稱作『陰』。」

中華民族的道家哲學思想告訴我們，陰陽不是絕對的，而是相對的觀念。陰陽是個動態的對照，我們的人體存在著這樣的關係。有些您觸摸得到的如身體；有些您觸摸不到的如靈魂；有些您感覺得到的如情緒；有些您感覺不到的如潛意識。這些都是人體的一部分，不能因為眼睛看不到、手觸摸不到，或感覺遲鈍就說它不存在，所以中國人的陰陽學說就是教導我們以更客觀、更多元、更廣的角度來看待人體，看待人體與自然、宇宙的關係，看待人體與人體之間的關係。

「陽性食物」會使人神采奕奕、充滿活力、新陳代謝加快；「陰性食物」使人寂靜閒適、缺少活力、慾望減少、新陳代謝減緩。所以有人一吃到肉，就覺得四肢逐漸暖和；長期吃素，就覺得缺乏動力、四肢寒冷。新陳代謝減緩，體重就會增加。關於這點，下文會做說明。

◉ 揭開傳統中醫腎陽虛的真相

西方人很難理解傳統中醫的陰陽學說，卻無法漠視傳統中醫的臨床療效。直到量子力學的蓬勃發展及其在自然醫學領域的研究與運用，才證實中醫所謂的「陽性食物」的確較「陰性食物」含有較高的生物能產出及微量元素。

臨床引發腎陽虛最常見的原因就是「陰性食物」吃太多；臨床最常見的腎陽虛症狀就是水腫，體重快速增加。「陰性食物」就是寒涼食物，多食會損傷人體陽氣，引發腎陽虛衰、代謝趨緩、容易水腫的體質。水腫使體重快速增加，因此減重必須先強腎，使人體排尿順暢，水溶性毒素能暢通無阻地由尿液排出，而無多餘尿液或水液滯留。

（二）生菜沙拉、生機飲為何弱化腎臟排毒

我有位病人年約二十五歲，非常注重體重管理，為了保持身材，天天都吃生菜沙拉加生機飲，每天早上都將一堆蔬菜水果打成生機飲，作為早餐。剛開始時，覺得每天神清氣爽，身體好像減少許多負擔，二個月後體重也下降不少。就這樣維持了半年，經期開始不規律，體重逐漸回升，而且每次與朋友聚餐只要稍微吃肉，就覺得脹氣、胃不舒服。之後卻造成經常性腹瀉，每天早晨起床時，腳踝總覺得發脹，有僵硬感，眼皮厚重，臉也浮腫。這是中醫所謂的典型「腎陽虛」症狀，病人之後檢查出罹患甲狀腺功能低下。

這位病人找我做針灸減肥，順便調經、改善體質。我告訴她：「因為生冷飲食造成腎陽虛，子宮虛寒、甲狀腺功能低下，所以必須改變飲食習慣。」病人回覆我，自己是加拿大註冊營養師，沒學過生菜沙拉、生機飲會損害健康。

西方營養學與西醫相同，都是以一種微觀的態度看待宇宙，把身體器官精製化到細胞，把萬物細微化到比分子更小的元素。因此西方人普遍只管食物中含什麼營養素，不認為食物的寒、熱、溫、涼屬性對人體會有什麼影響。我們受西方文明洗禮之後

稱這為「科學」，只有眼見為憑，可以經實驗驗證的才叫科學。

傳統中醫將食物、本草的性能以四氣五味分類。寒、熱、溫、涼稱作四氣；辛、甘、酸、苦、鹹稱作五味。寒、涼食物屬「陰性食物」，多食會損傷人體陽氣；溫、熱食物屬「陽性食物」，多食會使人上火。生菜沙拉、生機飲損傷人體陽氣，造成腎陽虛衰，影響腎臟功能、弱化腎臟排毒。

(三) 生菜沙拉、生機飲不但無法「減重」，反而造成易胖體質

陽虛體質

談到減重，特別是年輕人都認為多吃生菜蔬果，少吃肉類即可減重。生機飲由歐美傳到台灣以後，更成為不少人的減重、養生之道。從傳統中醫學的角度來看，生機飲屬於生冷飲食，長期攝取會損傷身體陽氣。損傷脾陽就會消化不良，造成脾濕發胖；損傷腎陽，輕者造成體溫過低、四肢冰冷、代謝趨緩，嚴重者可以導致水腫、體重快速增加、不孕。所以**中醫稱陽虛體質為易胖體質**。

甲狀腺功能低下

甲狀腺在人體主導新陳代謝，甲狀腺功能低下會造成新陳代謝趨緩，人就容易發胖。經常飲用生機飲、食用生菜沙拉容易造

成甲狀腺功能低下，特別是十字花科蔬菜，如白花椰菜、生菜、綠花椰菜、球芽甘藍、高麗菜、白菜、芥菜、大頭菜、白蘿蔔、油菜、芥藍等含有甲狀腺腫素（Goitrogens），會干擾甲狀腺素合成與利用，造成甲狀腺功能低下。甲狀腺腫素經過加熱後會被破壞，因此食用十字花科植物應避免生食。

從中醫角度來看，脾胃、肝腎功能不足是造成肥胖的原因，諷刺的是，藥物濫用通常是造成脾胃、肝腎功能不足的主因之一。中樞性厭食減肥劑能引發腦下垂體內分泌疾病，如憂鬱症、幻想症、失眠、不孕症及神經性厭食症（Anorexia Nervosa）等副作用。瀉藥則損傷腎陽更嚴重，造成慢性腹瀉。

減肥或減重的目的如果只是為了維護形體美，不免讓人失望。如果美麗的形體內少了靈氣與自信，還會讓人為之動容嗎？中醫主張「腎主恐」，失去強健的腎，就少了自信，更缺乏「自信美」。想想，我們是否過於輕視「健康美」？

Chapter

24

破除痛風迷思

（一）揭開痛風真相

腎臟主要的生理功能之一是將蛋白質代謝後的產物——氮、胺及尿酸等毒素由尿液排出人體。血清中一部分尿酸來自於體內氨基酸與核酸的代謝產物，另一部分由普林（Purine）與核蛋白代謝而來。普林經肝臟代謝後形成尿酸在血液中，由腎臟過濾血液後將其由尿液排出體外。

當腎功能低落時，從食物中攝入的普林與蛋白質代謝後，可因為腎臟排泄尿酸不良，造成血液中尿酸過高，導致尿酸結晶堆積在關節，產生腫脹疼痛，引發痛風。腎臟內的尿酸結晶會形成腎結石，嚴重時可能導致腎衰竭。

痛風屬於一種關節炎，由於尿酸結晶堆積在關節，常導致關節紅、腫、熱、痛等發炎現象。痛風較常發生的關節有踝關節、足跟、膝蓋、腕關節、指關節、肘關節等。

以往認為痛風是由於攝入高普林食物引發，因此嚴禁痛風患者攝取含高普林食物。2015 年最新的醫學研究指出，含高普林食物其實不易導致痛風發作，因此又有不少媒體報導，痛風患者不需控制飲食，特別是含高普林的蔬菜，仍然可以安心食用，這是對痛風的迷思。

正常成人每天從尿液中排出約 200～600 毫克的尿酸，從膽汁或腸道排出約 100～300 毫克的尿酸，食物代謝後產生的尿酸約占總血液中尿酸的 10～20% 而已。因此，對肝腎功能正常的一般大眾而言，高普林食物其實不容易直接導致痛風，但對肝腎功能異常、尿酸偏高者來說，高普林食物卻可以讓累積在體內的高尿酸加速尿酸結晶石的形成。日積月累，最後間接誘導痛風發作。

痛風的發作與否是毒素長期累積的生理反應，人們對疾病的產生與健康的維護不可太短視。**當血液中尿酸含量過高時，多數人不會發生痛風；但是當體內過多的尿酸結晶形成時，就會出現痛風**。血中尿酸正常值為 6.4～7.0mg／100ml。當血液中尿酸含量過高時，稱高尿酸血症。90% 的尿酸結晶石只在血中尿酸值高於 9mg／100ml 時才形成，而誘導痛風。因此，當人體對尿酸的代謝異常時，仍應該控制飲食。

人體體溫過低時，也會加速尿酸結晶石的形成，特別是腎陽虛衰，四肢冰冷。血液中尿酸過高的主要原因如下：

1. 人體製造的尿酸過高。
2. 腎臟排出的尿酸過低。

3. 人體製造的尿酸高於排出的尿酸。

由以上三個原因可以得知，痛風與肝腎功能低落或異常有直接關係。痛風第一次發作時，有 90% 以上的患者出現在足大趾，而且多發生在凌晨二至三點左右。由中醫的角度來看，足大趾外側（靠小趾側）為肝經巡行路徑，凌晨二至三點為肝經開闔時間；「腎為肝之母，母病及子」。不論從中、西醫角度來看，痛風都和肝腎功能有直接關係。特別是腎功能低落時，常因腎臟排泄尿酸不良，導致血液中尿酸過高。

（二）痛風禁忌

化學製藥

Thiazide 類利尿劑、阿斯匹靈、免疫抑制劑、化療藥物、放射線治療，甚至是高劑量化學成分維生素 B3（高達 100mg／每日攝取量）等容易引發血清尿酸偏高，形成結晶石，誘導痛風。主要原因在於乳酸、酒精、藥物與高劑量化學成分維生素 B3 增加肝腎毒素，使其與尿酸競爭代謝，提高肝腎負擔，因而降低了尿酸的排出。

酒精

代謝過程會產生乳酸鹽（Lactate），損傷腎功能。酒精還會加速普林分解成尿酸，提高血液的尿酸濃度。有痛風家族史，或痛風患者應該避免飲酒，因為飲酒通常為誘導痛風急性發作的主因。

乳酸（Lactic Acid）

運動時會產生乳酸，因此感覺肌肉痠痛。劇烈運動或運動過量會提高血液中乳酸的含量，對有痛風家族史，或痛風患者也可能誘導痛風發作。因此，**痛風患者應避免劇烈運動或運動過量**。

高蛋白和高普林食物

沙丁魚、秋刀魚、丁香魚、鯖魚（又稱青花魚）、動物內臟、肉類、帶殼海鮮、堅果類、黃豆製品等食物富含高蛋白及普林，應該避免食用，降低痛風發作機率。

酵母菌（Yeast）和發酵類食品

麵包、包子、饅頭、優酪乳、優格等含高普林，應該避免食用，降低痛風發作機率。

高脂肪食物

油炸食物、五花肉、雪花肉等，可降低尿酸的排出，增加高尿酸血症的風險，應該要減少食用或避免食用。

糖

果糖、楓糖、蜂蜜、玉米糖漿等，都可提高尿酸的產生，增加高尿酸血症的風險。市售果汁由於加入過多的精製糖，也會提高尿酸的產生，應該要減少食用或避免食用。

含咖啡因食物或飲料

茶、咖啡、可樂、巧克力都是利尿劑，當水液大量流失時，同時提高了血液中尿酸的濃度，誘導痛風，這點和服用利尿劑提高痛風的風險相同。因此這類病人通常只要改善飲水習慣，關節炎或全身疼痛就能快速改善。

水液為維持生存與人體新陳代謝最基本的物質。當人體缺乏水分，造成細胞脫水現象時，細胞會開始釋放組織胺與白三烯素等發炎物質，造成關節痠痛、慵懶、疲憊、嗜睡、體熱等症狀。臨床上，我常治療的一些關節炎患者（包括痛風性關節炎）常以咖啡、果汁與茶取代日常飲水，而造成細胞脫水現象，誘導關節炎、痛風。服用止痛藥或類固醇，不但無法改善症狀，還可能損傷肝腎，造成體內毒素過高。

老一輩的人常有以茶代水的習慣，年輕一輩的因泡沫紅茶、珍珠奶茶、水果奶昔、果汁等飲料店到處充斥，缺乏喝水習慣，這會是健康上的隱憂。充分攝取水分與纖維素可以協助尿酸排出，降低血液中尿酸的濃度。

（三）痛風食療

槲皮素、花青素

兩者皆為植物中一種天然的高抗氧化物質，可清除自由基，協助肝臟排毒，降低血液中尿酸的濃度，抑制發炎物質白三烯素的生成。櫻桃、覆盆子、藍莓、蔓越莓、桑葚、黑莓等同時富含花青素與槲皮素，都有利於預防痛風，降低尿酸結晶石形成的腎結石風險。實驗證實每日攝取 300 公克櫻桃，可有效降低血液中尿酸的濃度，預防痛風。

葉酸（Folic Acids）

葉酸屬於一種水溶性維生素 B，是協助細胞正常分化，防止細胞 DNA 病變成癌細胞的重要物質，普遍存在於一般食物之中，如肝臟、橘子、小麥胚芽、豆類、甜菜根、莢豆類、全麥製品、花椰菜、菠菜、酪梨（牛油果）、高麗菜、種子、堅果類等。葉酸過低會造成紅血球過低，引發貧血。

人體每日葉酸最基本的攝取量不應低於 400 微克（等於 0.4 毫克）。經科學證實，每天服用 10 毫克的葉酸能抑制黃嘌呤氧化酶（Xanthine Oxidase）合成尿酸，有效降低血液中尿酸濃度，改善痛風，這和痛風西藥抑制黃嘌呤氧化酶合成尿酸的藥理作用相同。平日常攝取葉酸含量豐富的食物，也能降低痛風的罹患率，如深綠葉蔬菜、蘆筍、綠花椰菜、白花椰菜、紅蘿蔔、芹菜、甜菜根、南瓜等，都適合痛風患者食用。

EPA

在 Part 4 的 Chapter 13「破除必需脂肪酸 Omega-3、Omega-6 之迷思」中，已經對 Omega-3 中所含的 EPA 成分如何抑制發炎反應的功用做了詳細的描述。EPA 能抑制細胞釋放組織胺與白三烯素等發炎物質，有效改善痛風。食物中最好的 EPA 來源有橄欖油、亞麻仁子、鮭魚等。

痛風禁忌與食療方針	
痛風禁忌	痛風食療方針
1. 避免飲酒。 2. 避免使用高劑量化學成分維生素 B3。 3. 降低高蛋白食物的攝取。 4. 降低高脂肪食物的攝取。 5. 降低高普林食物的攝取。 6. 降低精製碳水化合物的攝取。 7. 避免劇烈運動或運動過量。 8. 降低酵母菌和發酵類食物的攝取。 9. 降低糖分的攝取。 10. 降低咖啡因食物或飲料的攝取。	1. 提高纖維素食物的攝取。 2. 充分攝取水分，勿以茶或飲料取代飲水。 3. 提高含槲皮素食物的攝取。 4. 多攝取含花青素豐富的食物。 5. 多攝取含葉酸豐富的食物。 6. 多攝取含 Omega-3 豐富的食物。

Chapter 25

如何養腎

(一) 破除「素食」強化腎臟排毒之迷思

◉ 豆類、堅果類高蛋白「素食」提高尿素氮及肌酸酐

在 Part 4「肝臟排毒」中已說明**優質蛋白質應該是完整蛋白**，在人體的使用率較佳，生物價值較高，所產生的代謝毒素較低。素食者長期食用豆類製品，或經常食用大豆蛋白以取代動物性蛋白質，在人體製造的蛋白質代謝毒素其實比食用動物蛋白製造的代謝毒素還高，這也就是為何素食者常罹患痛風或出現腎功能低落，尿素氮及肌酸酐過高的原因。

台灣知名高僧大多死於慢性腎臟病或腎衰竭，主要原因是豆類蛋白攝取過高。有許多素食料理都是大豆製品，選擇素食養生者容易造成蛋白質不足，提早老化。植物中含完整蛋白者僅有藜麥、火麻仁、海藻及海菜類，很難滿足素食者對完整蛋白的需求。

◉ 含高普林「素食」提高尿酸值

含高普林素食

豆類：乾豆類（大豆、紅豆、黑豆、花豆、大豆等）、乾扁豆、蠶豆、碗豆。

菇類：蘑菇、香菇、草菇、金針菇。

全穀類：小麥胚芽、胚芽米、燕麥。

蔬菜類：花椰菜、豆苗、蘆筍、菠菜。

完整蛋白質含人體無法自行合成的九種必需氨基酸，其生物價值高於不完整蛋白質，人體使用率較高，在人體製造的蛋白質代謝毒素也比較低，更適合提升肝臟排毒，也更適合腎功能低落者食用。植物性蛋白幾乎都是不完整蛋白，產生的代謝毒素——氮、胺及尿酸比較高，特別是豆類。

對正常人來說，以上高普林食物都不會提升血液中的尿酸值。但是當尿酸水平過高、腎功能異常時，這些含高普林的食物，就可能誘導痛風。尤其對素食者而言，長期食用含高蛋白的**不完整蛋白食物**，如豆類、堅果類，就容易長期累積更高的蛋白質代謝後的毒素——氮、胺及尿酸，損傷腎功能。直到人體裝毒素的水桶滿溢時，就驅動身體發炎反應，誘導痛風。

註：早期認為嬰兒無法自行合成組氨酸（Histidine），但成人卻可以，故將組氨酸歸屬於不必需氨基酸。然而近幾年以來，新的臨床試驗及

研究結果認為，應該將組氨酸視為人體必需氨基酸較恰當，故將人體必需氨基酸修正為九種。

（二）養腎「五不」

1. 不吃高鹽食物。
2. 不吃冷食。
3. 冬天不赤腳。
4. 不過量攝取高蛋白飲食。
5. 不憋尿。

高鹽食物

高量的鈉會吸附水分子，減少水液的排出，造成水液滯留人體，影響腎臟代謝尿液、排除毒素，提高水腫、高血壓、腎結石、腎功能異常的風險。

生冷飲食

長期攝取會損傷腎臟陽氣，造成體溫過低、四肢冰冷、代謝趨緩，如生機飲、生菜沙拉、水果沙拉，甚至是冰水。

冬天赤腳

會損傷腎臟陽氣是因為地屬陰；陰氣消蝕陽氣。人體腎經第一穴位湧泉穴位於腳底板，冬天氣溫低，赤腳讓湧泉穴直接接觸地氣，寒氣會消蝕陽氣，久而久之造成腎陽虛。

過量攝取高蛋白飲食

肉類、堅果類、大豆類製品、乳製品等，由於蛋白質鏈結較長，不易消化吸收，容易造成蛋白質代謝後的胺、氮、尿酸等毒素過高，增加腎臟負擔。不宜過度攝取。

有些營養師鼓吹「少吃紅肉，多吃白肉，有益於健康」。這個觀念不全然正確。雞肉為白肉，是高蛋白食物中唯一含不完整蛋白的肉類，生物價值低於其他含完整蛋白的肉類，食後使人體產生更高的蛋白質代謝物——胺及氮，不利腎臟健康，對於腎功能低落者，容易產生尿素氮、肌酸酐過高或痛風。

憋尿

讓應該排出人體的代謝毒素長時間留在膀胱，無法將尿道的細菌帶出人體，當然對腎臟或泌尿系統都不好。特別是男性長期憋尿容易引發攝護腺肥大。

血液排毒

PART 7

Chapter 26

血液中的毒素影響身、心、靈健康

(一) 血液中的毒素有哪些

思考過人體到底有哪些毒素會在血液中危害健康嗎？血液排毒只是排出一些有形的毒素嗎？血液中有形的毒素會影響我們無形的思考與行為模式嗎？現代人重視物質主義的結果，心靈的排毒往往被忽略，**血液中的毒素不僅影響肉體之軀的健康，也影響心靈的健康。**

血液中的毒素包括輻射殘餘、重金屬、荷爾蒙殘餘、農藥殘餘、化學製劑、食品添加劑、細胞毒素、尼古丁、酒精、咖啡因及蛋白質代謝後的廢物（胺、氮、尿酸）。這些物質會破壞人體細胞結構，影響細胞的正常運作及功能，因此稱為「毒素」。

血液中的毒素會加速器官老化，使皮膚失去光澤，出現斑點和皺紋，令人提早衰老；還會損害神經系統及造血功能，引發精神疾病、貧血、動脈硬化、生殖系統病變。有些毒素日積月累，會影響細胞的自我修復與免疫系統功能，最終造成癌症，因此被稱為「致癌物」。

酒精、重金屬（如鋁、汞、鉛、砷、鎘）、精神疾病用藥和農藥殘餘會產生較高的神經毒素，損害大腦細胞，影響大腦運作，改變正常的思維模式、情緒控制、情感表現、語言表達及短期記憶功能，嚴重時甚至會造成認知行為能力下降。特別是高濃度酒精、重金屬進入體內後會與大腦的脂肪組織結合，損害或甚至殺死大腦特定區域的細胞，引發認知行為及精神上的疾病，危害身、心、靈健康。

治療胃酸逆流所使用的制胃酸劑，是目前已知最普遍造成重金屬鋁滯留，而導致腦部病變的藥物。

咖啡因、荷爾蒙殘餘產生的毒素也會影響我們的大腦運作、思維、情緒控制、血壓、心律及情感表現。這些荷爾蒙殘餘不僅來自於食物中家禽、家畜或農產品的荷爾蒙殘餘，也包括人體自身分泌過高的壓力荷爾蒙，因為未被代謝完全而殘留在血液中。

（二）揭開大腦毒素影響身、心、靈的真相

◉ 壓力荷爾蒙殘餘

當人體處於壓力狀態下，血液中的壓力荷爾蒙——腎上腺素及甲狀腺素濃度會增高，血壓也跟著升高、心跳加速，肝臟就需將血液中過高的腎上腺素及甲狀腺素殘餘適時排除，否則情緒會

持續處於緊張狀態，造成失眠、心跳過速、心悸、心慌、頭痛。長期壓力造成血液中的腎上腺素及甲狀腺素濃度持續過高時，肝臟排毒系統趨於飽和，功能就會下降，而無法適時排除血液中過高的荷爾蒙殘餘，使人體產生發炎因子或提高發炎因子濃度，引發高血壓、疼痛、易怒、情緒波動、煩躁焦慮。

血液中的荷爾蒙殘餘與其他化學藥劑殘餘對大腦都會產生刺激或抑制作用，嚴重影響情緒表現及大腦活動。壓力荷爾蒙殘餘對大腦則會產生刺激作用，使心跳、呼吸、新陳代謝加速、情緒緊張，以提高注意力及警覺性，功能類似大腦興奮性神經傳導物質（又稱作刺激性神經傳導物質）。

◉ 精神疾病藥物產生的大腦毒素

大腦的一切活動主要藉著大腦內的神經細胞（神經元）所釋放的神經傳導物質（Neurotransmitter），將我們眼睛所見、耳朵所聞、鼻子所嗅到的，以及皮膚所觸摸到的訊息傳送到大腦負責思考和決策區域的神經細胞，以執行大腦的決策或命令，並將其記錄在大腦的記憶區。於是我們才有記憶、經驗、認知、思辨等能力，也因此才能學習、被塑造。

神經元釋放的神經傳導物質可分為興奮性（也稱作刺激性）神經傳導物質（如血清素、多巴胺、正腎上腺素）及抑制性神經傳導物質（如γ-氨基丁酸 Gamma-Aminobutyric Acid，GABA）二類。如此一陽、一陰，互相克制，求取平衡，使我們喜、怒、哀、樂的情緒能適當表現、控制，使情感表達能合宜。

興奮性神經傳導物質就如同車子的加速器，抑制性神經傳導物質則猶如煞車器。車子行駛中，如果一直踩著加速器，不斷加速前進，車子就會失速、失控而撞毀；如果一直踩著煞車器，車子就會無法行駛、前進。我們大腦內的神經傳導物質也一樣，無論興奮性或抑制性神經傳導物質過低或過高，都使我們的行為、情緒、思想及精神狀態表現異常。大腦無時無刻都在維持神經傳導物質之間的平衡及和諧，使我們能夠正常生活、思考及學習，健康地完成人生之旅。

現代西方醫學就是利用腦內的這些神經傳導物質，治療各種類型的精神疾病。例如：利用化學合成的藥物，提高腦內興奮性神經傳導物質的濃度，以治療情緒低落、負面思考、缺乏動機的憂鬱症，以及注意力無法集中的過動症，這類興奮型的藥物也被作為「興奮劑」（Stimulant）使用，以增進注意力、振奮精神；或是利用化學合成的藥物，提高腦內抑制性神經傳導物質的濃度，以治療情緒高亢、躁動不安、易怒的焦慮症、焦躁症及狂躁症，這類鎮靜型藥物也被作為「鎮靜劑」使用，以鎮定情緒、紓解壓力、放鬆心靈、緩解疼痛、幫助睡眠。

治療精神疾病的化學合成藥物，基本上可以簡單區分為興奮型和鎮靜型二大類，直接作用於大腦，以影響、改變大腦運作。這類化學製藥會產生很高的神經細胞毒素，影響大腦一切活動及心靈，使大腦喪失原來的平衡。

苯二氮平類（Benzodiazepines，BZD）藥物是目前最常使用的鎮靜劑、強效安眠藥及抗焦躁症用藥，也是全球藥物濫用最嚴重的藥之一，在台灣屬第四級管制藥品。目前市場上約有三十幾種安眠藥，都屬於苯二氮平類藥物，其藥理作用在大腦的抑制性神經傳導物質 γ-氨基丁酸（Gamma-Aminobutyric Acid，GABA），以提高大腦內 GABA 的濃度，達到減緩心跳、鎮定神經、控制情緒、紓解壓力、愉悅心情、幫助睡眠及止痛的效果。與嗎啡類強效止痛藥一般，GABA 類用藥具有很強的藥物戒斷反應及成癮性，一旦服用，就很難停藥，因為肝、腎功能已經受到損害。

由於各種精神、心理需求，無論是「興奮劑」或「鎮靜劑」都經常遭到濫用、非法使用而成為「毒品」。事實上，舉凡作用於大腦神經傳導物質用藥（如鴉片類麻醉劑、強效止痛藥、焦慮症及憂鬱症藥物、強效安眠藥）都具有很強的大腦毒性及成癮性，並有很強的藥物戒斷反應，與「毒品」的毒性並無差異。稱作「藥品」或「毒品」，僅在於取得管道是否合法。因此，最好**不要將任何作用於大腦神經傳導物質的藥物合併使用，可能引發心跳、呼吸異常而死亡；更不能合併酒精、咖啡使用，會抑制肝臟合成代謝酵素 P450（下章會做詳細說明）以分解毒素，造成心臟病發或心臟衰竭。**

這類具成癮性的精神疾病用藥長期使用，會產生耐受性及依賴性，而需加大劑量才能見效；突然停藥會產生戒斷反應，是因為藥物嚴重損傷肝、腎的排毒功能，使血液中的神經性毒素嚴重破壞大腦功能所至。

研究證實，高血壓用藥會損傷大腦記憶力，降低認知能力，引發憂鬱症；動植物荷爾蒙用藥殘餘會造成大腦毒素，影響思考及記憶。這些藥物毒素的分解，皆仰賴肝臟以蛋白質合成代謝酵素或產生蛋白質共軛作用以排除。因此，人體若蛋白質攝取不足，就無法合成適量的神經傳導物質以穩定情緒、協助思考，因為有限的蛋白質會先被肝臟用以分解、排除毒素，確保生存。

所以說，缺乏蛋白質會造成情緒低落、憂鬱、焦慮、失眠、記憶力減退、認知能力下降，影響身、心、靈健康；缺乏蛋白質造成肝臟排毒功能低落，脂溶性毒素無法分解就會累積在人體的脂肪組織，如大腦、淋巴組織，而影響大腦正常運作，引發諸多精神疾病，嚴重損害身、心、靈健康。

許多人因為害怕高血壓、高血脂、高膽固醇、高血糖而不敢吃肉，只吃素；吃素者擔心蛋白質攝取不足而大量吃豆類、堅果類等高蛋白素食。結果造成營養失衡、體力不濟、體內發炎因子過高、排毒功能下降，引發痛風、心肌血管疾病、過敏反應，以及情緒低落、缺乏動機、注意力無法集中等精神方面疾病，影響身、心、靈健康，適得其反。

◉ 咖啡因產生的大腦毒素

咖啡因過量是西方人普遍存在的「大腦毒素」問題。咖啡因除了對心臟直接產生作用外，也對調節心血管系統的大腦中樞產生如興奮劑一般的作用，具有刺激大腦，使血壓上升、加速心跳、消除疲勞、振奮精神、增強耐力、提高專注力的作用。為了提高專注力、振奮精神而大量喝咖啡，是導致西方人罹患心肌血管疾病及焦慮症、恐慌症的主因之一。

咖啡因過量、中毒的症狀包括：心跳過快、血壓升高、心律不整、心悸、心慌、頭痛、噁心、焦慮、躁動、恐慌等。咖啡因廣泛存在咖啡、茶、可樂、巧克力、可可、「提神飲料」或「能量飲料」中。對於中國人而言，咖啡因過量的問題日趨嚴重。飲茶本來是東方人生活習慣的一部分，特別是華人對飲茶有相當的研究及講究，「茶道」儼然已成為中華文化特色之一。當咖啡在東方廣為流行，咖啡館到處林立之後，咖啡因過量的問題不再是西方人的專屬，對華人來說，更可能是有過之而無不及。**咖啡、茶（包括泡沫紅茶、奶茶、波霸奶茶）變成了飲水的替代品，為高血壓、心肌血管疾病、精神疾病及肝、腎疾病埋下種子。**

咖啡因與興奮劑相同，具有活化腎上腺素，提高腎上腺素分泌及壓力反應的作用，也具有成癮性及戒斷反應。因此，**想藉由咖啡因提神，會為壓力本身增加更高的壓力負擔**。當肝臟長期疲於排除人體血液中過高的壓力荷爾蒙殘餘時，過量的咖啡因若使肝臟排毒系統趨於飽和，就會延遲咖啡因的排除，而造成咖啡因中毒，引發心律不整、心悸、心慌、頭痛、焦慮、躁動、恐慌等心臟及精神問題，影響身、心、靈健康。

我不少病人每天喝 7～8 杯的咖啡提神，造成心跳過速、心律不整、心悸、心慌，而被診斷為焦慮症。服用焦慮症藥物後，反而心律不整、心悸、心慌情況更嚴重，造成情緒波動。這是因為咖啡因合併神經傳導物質用藥會抑制肝臟合成細胞色素 P450 系列酵素，使得二者毒素的排除速度減緩，甚至造成中毒反應。

咖啡因最好不要與任何心肌血管疾病及精神疾病用藥合併使用，會增加心臟病發的風險。這點很容易受到忽視，而增加其危險性。**患有高血壓者，必須控制或限制咖啡因的攝取，以降低中風的風險，這點在台、海二岸也似乎鮮為人知。**

Chapter 27

認識淨化血液的營養素（Nutritional Supplements）

人體的排毒管道直接參與血液排毒的有肝臟排毒、腎臟排毒及淋巴排毒。血液排毒屬於深層排毒，因此不但要做到最基本的大腸排毒、皮膚排毒及肺部排毒，還必須仰賴健康有效的肝臟排毒、腎臟排毒與淋巴排毒，才能達到淨化血液的目的。

因此在排毒的程序上，必須循序漸進，絕對不是如健康食品市場宣稱參加幾天的排毒營就能達到血液淨化，也不是一、二個排毒療程即可達成血液淨化。血液排毒必須分階段性實施，依不同的排毒階段攝取不同的營養素。

有助於提升肝臟排毒、腎臟排毒及淋巴排毒的營養素和食物，也都有助於提升血液排毒，淨化血液。

人體所需的營養素分為兩大類，一類需求量大，占膳食大部分，以公克計算，主要用來供應熱量、建構身體、維持生命所需，稱作「宏量營養素」，如蛋白質、脂肪、碳水化合物及水等；另一類需求量小，並不供應熱量，以毫克（mg）或微克

（mcg）計算，協助宏量營養素的吸收與代謝，稱作「微量營養素」，如維生素、礦物質、酵素等。許多人選擇營養補充品或保健食品時，常有本末倒置的情形。例如，攝取大量的酵素，特別是水果酵素來養生；或喝一堆宣稱含高抗氧化物與維生素、礦物質的果菜粉，提升肝臟排毒。這些營養素固然重要，但是沒有蛋白質的螯合（Chelated），維生素與礦物質很難被身體消化吸收；沒有蛋白質，人體無法合成代謝酵素，新陳代謝勢必趨緩。因此，在補充微量營養素前，應先確定沒有缺乏宏量營養素，畢竟「巧婦難為無米之炊」。

以下談及的淨化血液的營養素（Nutritional Supplements）主要偏重在營養補充品或保健品，後續將依營養素類別逐一說明營養補充品對血液淨化的需求。唯纖維素部分已在 Part 2「大腸排毒」中做過詳細說明，本章不再贅述。

血液淨化所需的各類營養素

1. 蛋白質氨基酸。
2. 抗脂介質。
3. 纖維素。
4. 維生素與礦物質。
5. 酵素。
6. 高抗氧化物提取（Oxygen Radical Absorbance Capacity，ORAC）。
7. 高抗輻射物提取。
8. 水。

（一）蛋白質氨基酸

完整蛋白質 vs.不完整蛋白質		
名稱	完整蛋白質	不完整蛋白質
特點	• 含有人體無法自行合成的九種必需氨基酸。 • 在人體的使用率較不完整蛋白質高。 • 更適合提升肝臟排毒。 • 更適合腎功能低落者。	• 在人體的使用率較完整蛋白質為低。 • 在人體製造的蛋白質代謝產物——胺元素較高。

蛋白質為構成人體的第二大要素，僅次於水。舉凡人體細胞、血球、組織、器官、軟骨、韌帶、骨基質、大腦神經傳導、消化道管壁、血管、肌肉、皮膚、荷爾蒙、腺體、酵素、頭髮、指甲等皆由蛋白質組成。當人體缺乏蛋白質營養素時，皮膚容易形成細紋、皺紋過多，也會造成骨密度過低，增加罹患骨質疏鬆症的風險，更可能使身體免疫功能低落容易致病。

除此之外，蛋白質營養素也是合成大腦神經傳導物質的主要原料，缺乏蛋白質營養素會造成大腦神經傳導物質不足，引發大腦內血清素、多巴胺、GABA 等使人愉悅、鎮定的神經傳導物質濃度過低，提高憂鬱症、焦慮症、失眠及其他精神疾病的罹患率。

人體至少需要二十種以上蛋白質氨基酸以修復受損的細胞與組織，維持生命。其中九種氨基酸人體無法自行合成，必須仰賴食物攝取才能獲得，稱為必需氨基酸；其他則可由肝臟從攝取的食物合成，稱不必需氨基酸；含有完整九種必需氨基酸的蛋白質，稱「完整蛋白質」；缺少任何一種必需氨基酸的，稱「不完整蛋白質」。**高品質的蛋白質至少必須是完整蛋白質**。

人體每年有超過 98% 的分子需要仰賴蛋白質修復及重建，**肝臟更需要蛋白質氨基酸才能分解、排除毒素，將毒素經尿液由腎臟排出，或直接藉由蛋白質共軛將毒素轉化成水**。

肝臟排毒過程，第一個程序用來分解毒素的細胞色素 P450 酵素家族，就是由蛋白質氨基酸製造而來。細胞色素 P450 這類酵素稱「代謝酵素」，**是人體促進新陳代謝必須的催化劑，無法直接由食物中獲取，主要由肝臟以蛋白質氨基酸合成**（於本章下節「酵素」中會做更詳細說明）。

所有營養素中，除了蛋白質無法完全代謝、轉換成熱量外，其他營養素都可以完全代謝，轉換成熱量。蛋白質代謝後，會殘留氮元素，造成肝、腎負擔。對已罹患肝硬化、肝纖維化的病人，最好服用分離式乳清蛋白或高濃縮乳清蛋白以取代肉類、豆類或堅果類等蛋白質的攝取，減少氮及胺元素殘留。

攝取高品質的蛋白質營養素對肝功能異常者尤其重要，這也是為何世界衛生組織需要公定出一套標準，以評估、計算蛋白質的優劣。在 Part 4「肝臟排毒」中已提過，根據世界衛生組織的計算標準，分離式乳清蛋白的蛋白質生物價值最高、人體的吸收率最好，產生的代謝毒素最低，最適合用來作為蛋白質營養素補充品或替代品，減少肝、腎負擔，協助肝臟排毒，淨化血液。

缺乏蛋白質會出現哪些症狀或疾病？

1. 指甲脆弱、斷裂。
2. 血清素不足，造成情緒低落、憂鬱症與失眠。
3. 多巴胺不足，造成情緒低落、肢體活動協調失常或憂鬱症。
4. 荷爾蒙失調，容易情緒波動。
5. 肌肉無力，包括心肌、骨骼肌、平滑肌無力等，造成心跳過緩、消化不良、吞嚥困難、四肢無力。
6. 性功能異常。

（二）酵素——破除代謝酵素、消化酵素、水果酵素無所不能的迷思

酵素可分成代謝酵素、消化酵素與水果酵素三大類。 顧名思義，**代謝酵素**主要作用在細胞代謝，可促進新陳代謝，幫助排除代謝廢物及毒素，如細胞色素 P450 系列酵素。代謝酵素無法由食物直接獲得，只能由人體器官製造或合成。

消化酵素具有專一性，顧名思義只作用在消化、分解營養素，如蛋白質、脂肪與碳水化合物。消化酵素也是由人體器官合成，以幫助消化。人體無論合成代謝或消化酵素的主要原料都是蛋白質。

水果酵素則顧名思義由水果釀造，不具備專一性（指特定的一種功能）。有些健康食品公司，常將水果酵素宣傳成可以提升

新陳代謝，具有代謝酵素的功能，並標榜多服用該公司生產的水果酵素，就能降低身體製造代謝酵素所需，可降低身體負擔，並有利於減肥，控制體重。這是對酵素類別及其作用、功能的認知錯誤。

◉ 代謝酵素

細胞色素（Cytochrome）P450 系列酵素是參與肝臟血液淨化最重要的代謝酵素。

主要由肝臟以蛋白質氨基酸合成，普遍存在於體內各組織與器官中，包括消化道、肝、肺、腎、腦及腎上腺皮質層等。主要存在肝細胞的內質網最多，以促進肝臟代謝脂肪、A 酸及進行肝臟排毒，將毒素分解，以利於腎臟將其經由尿液排出體外。

分解毒素

在肝臟排毒的第一個程序（分解毒素）中，肝臟利用細胞色素 P450 系列酵素分解毒素，將農藥、抗生素、荷爾蒙、類固醇、止痛藥等脂溶性毒素，經氧化、還原與水解作用後，轉化成水溶性毒素，利於毒素經腎臟由尿液排出體外。

細胞色素 P450 酵素也參與肝臟排毒的第二個程序（排除毒素），催化肝臟甲基化（Methylation）排毒作用，以接合抗組織胺藥物、荷爾蒙用藥（避孕藥、甲狀腺素用藥、胰島素用藥、雌激素用藥），以及神經傳導物質用藥（憂鬱症、焦慮症用藥），使其毒性喪失，最後轉換成水分子，在體內回收。

代謝藥物

細胞色素 P450 主要分布於肝臟與消化道，以迅速代謝外來的口服物，包括食物與藥物。藥物進入人體後，經由細胞色素 P450 的催化，能幫助藥物的吸收與代謝，並將藥物代謝後產生的毒素分解、弱化，利於腎臟排出體外。

大多數藥物在體內代謝必須依賴細胞色素 P450 的催化作用，但**有些藥物卻會造成 P450 的抑制作用，導致藥物中毒或藥物過敏性反應**。例如：治療胃酸逆流、胃潰瘍的 PPI 制胃酸劑（Proton-pump inhibitor）及奧美拉唑（Omeprazole）；抗心搏過速、心律失常藥胺碘酮（Amiodarone）；使用最廣泛的止痛藥、重度憂鬱症和焦慮症用藥阿米替林（Amitriptyline）；高血壓用藥卡維地洛（Carvedilol）；抗憂鬱藥帕羅西汀（Paroxetine）；抗精神病藥維思通（Risperdal）；止吐藥 Aprepitant（用於妊娠、化療止吐）……，實在不勝枚舉。這些藥物最好不要合併使用，會提高中毒風險，損傷肝、腎及大腦功能，嚴重時會喪失短期記憶或認知能力。

研究發現越來越多的藥物會抑制細胞色素 P450 的合成，損傷肝功能，誘導肝硬化。對中老年人、罹患慢性疾病及肝、腎功能低落者必須謹慎用藥。特別是某些藥物混合使用時，會強烈抑制細胞色素 P450 酵素，可能造成病人心律不整，或心臟鉀離子通道改變，導致心跳異常（過速或過緩）而死亡。

我有位病人因為車禍，頸椎受傷，手術後仍然劇烈疼痛，影響工作及睡眠。經長期服用止痛藥後，疼痛仍然無法緩解，卻引發血壓升高。止痛藥會引發高血壓的原因，是因為止痛藥會抑制細胞色素 P450 的合成，損傷肝臟排毒功能，而提高血液中的發炎物質，引發心肌血管發炎所致。

最終醫生使用嗎啡合併 GABA 類強效止痛藥及高血壓用藥（腎上腺素阻斷劑）紓解患者疼痛。數週後患者引發心臟衰竭而緊急住院搶救。這位患者所服的藥物皆直接作用在大腦抑制性神經傳導物質，屬於鎮靜劑，具有抑制呼吸、心跳的作用，並有很強的成癮性及藥物戒斷反應，無法貿然減藥或停藥，否則患者的疼痛感會加劇。對於西醫的作法，通常只用不同藥廠生產，但藥理相同的藥物取代。數個月後，這位患者又再度引發心臟衰竭而住院。

科學研究發現，成癮性及藥物戒斷反應很強的藥物特別容易損傷肝功能。當肝功能受損時，血液中殘留的藥物毒素濃度就會增高，而啟動藥物的成癮性及戒斷反應，因此藥物劑量必須提高，否則就失去藥效。然而，神經傳導物質藥物多數具有細胞色素 P450 抑制作用。**嗎啡、GABA 類強效止痛藥及腎上腺素阻斷劑高血壓用藥皆具有抑制呼吸、心跳的作用，合併使用特別危險**。這類藥物在人體最容易造成惡性循環，影響身、心、靈健康甚鉅。

患者在針灸及中藥合併治療之下，最終停止嗎啡及 GABA 類強效止痛藥，身體逐步恢復健康，疼痛也得到緩解。

研究發現，**芒果、葡萄柚、柚子與化學藥物合用，會抑制細胞色素 P450 的合成**，因此服用任何西藥或化學製劑，不要食用芒果、葡萄柚、柚子，否則提高身體藥物代謝後的毒素，嚴重時可能中毒而致命。研究同時也發現，**柑橘類水果、桑葚、石榴、芭樂，甚至葡萄與某些特定藥物如消炎藥、抗生素、呼吸道藥物服用時，也會抑制細胞色素 P450 的合成，造成中毒反應**。為確保用藥安全，最好不要將化學藥物合併以上水果食用。

代謝酒精

人體內酒精的代謝需要仰賴細胞色素 P450 系列酵素將乙醇（酒精）分解成乙醛（Acetaldehyde），而細胞色素 P450 主要分布於肝臟，**肝臟是人體代謝酒精的主要場所**。酒精過量、有酒癮者的肝細胞合成 P450 酵素功能會降低，對藥物的代謝作用不佳。因此藥物在體內累積的毒素就會更高，而更容易造成肝臟的損傷，引發脂肪肝、酒精性肝腫大、肝硬化、肝纖維化，甚至肝癌，女性則同時提高乳癌風險最高可達 69%（因為女性的體脂率較高，對酒精的代謝較差）。

對於患有慢性疾病，又有飲酒習慣，且必須長期服用化學藥物者而言，食物或藥物中毒致死的風險遠高於一般常人。這就是集體食物中毒事件發生時，為何食入相同的食物，有些人僅僅造成腹瀉而已，有些人卻致死，但也有些人相安無事的主因之一。

服用某些藥物後飲酒，可能因細胞色素 P450 的催化作用或抑制作用使肝細胞受損，導致藥物中毒，提高肝腫大、肝硬化，甚至肝癌的風險。這些藥包括：止痛藥泰諾（Tylenol）、抗生素、華法林抗凝血劑（Warfarin 高血壓用藥，也被翻譯為脈化寧）、苯海拉明抗組織胺（Benadryl 抗過敏藥、消炎藥）。

酒精與任何嗎啡類止痛藥、精神疾病或高血壓、心臟病藥物合併使用，會增加血液及大腦中的毒素，加強鎮靜效果，破壞大腦中樞調節心血管系統的功能，引發心臟問題或抑制呼吸，嚴重時會導致意識不清，甚至死亡。

A 酸（Retinoids）

為維生素 A 的前驅物，主要經肝細胞中的細胞色素 P450 催化，轉換成維生素 A。維生素 A 是人體非常重要的脂溶性抗氧化物，也是重要的抗癌營養素。

脂肪酸

為合成前列腺素、類固醇、腦磷脂、膽固醇的主要來源。膽固醇是轉換成醇類荷爾蒙，包括雄性激素、睪酮素、雌激素、腎上腺皮質醇的主要來源。這過程必須有肝細胞所生成的細胞色素 P450 酵素催化，才能促進脂肪的代謝與醇類荷爾蒙的合成。

細胞色素 P450 的主要功能	
名稱	主要功能
細胞色素 P450	1. 催化肝臟排毒甲基化作用，分解毒素。 2. 將脂溶性毒素轉化成水溶性代謝物，利於毒素排出體外。 3. 促進肝臟代謝脂肪酸。 4. 促進肝臟代謝 A 酸。 5. 促進前列腺素、白三烯素等發炎與抗發炎物質的代謝。 6. 代謝藥物，利於藥物吸收與排除藥物毒性。 7. 催化類固醇生成作用，促使人體醇類荷爾蒙合成。

◉ 消化酵素

人體消化酵素有胃分泌的胃液素蛋白酶（Pepsin，又稱作胃蛋白酶），用以分解消化蛋白質；胃分泌的胃脂肪酶（Gastric Lipase），用以分解消化脂肪。胰臟分泌的胰蛋白水解酶（Protease），用以分解消化蛋白質； 胰臟分泌的胰脂肪酶（Lipase），用以分解消化脂肪；以及唾液中的澱粉酶（Amylase），用以分解、消化澱粉質。

消化酵素促進營養素分解與消化，避免食物囤積在胃及腸道，造成毒素，影響健康。消化酵素也無法由食物直接獲得，只能由人體器官製造或合成。健康食品市場天然成分的消化酵素，主要從動物腺體中，經由高尖端生化科技提取而來，可以避免某些消費者對動物腺體可能產生的過敏反應。這類消化酵素能快速並有效地改善消化不良產生的腹脹、腹痛、腹滿、噁心等症狀。

有台灣或中國大陸健康食品市場宣稱可以幫助消化脂肪，提升脂肪代謝，達到減重或減肥的水果酵素是誤導，造成消費者對酵素的認知錯誤或迷思。

◉ 水果酵素

水果酵素是一種蛋白酶，主要作用在分解人體內的蛋白質及蛋白質結構物質，特別是發炎物質。例如：鳳梨酵素（Bromelain）能分解引起局部性腫脹、疼痛、發炎的纖維蛋白原（Fibrinogen）。纖維蛋白原為肝臟製造的一種蛋白質結構凝血酶原，當血液中纖維蛋白原過高時，血液會凝聚一起，造成血液黏稠，形成血栓，不利血液循環，引發心肌血管疾病或中風。鳳梨酵素能夠分解纖維蛋白原，預防血栓、消腫、止痛、幫助清除血液中的發炎物質，改善心肌血管疾病。

許多毒素及發炎物質都是蛋白質結構，因此水果酵素能幫助分解血液中，分子結構較簡單的蛋白質結構毒素及發炎物質，幫助排毒、抑制發炎、紓解疼痛。鳳梨酵素與木瓜酵素是目前歐美生技界使用較多的水果酵素，主要作用在分解發炎物質，治療類風濕性關節炎、傷口發炎及消化道問題。水果酵素的獲取皆以高生化提取技術提取水果中的酵素——蛋白酶，將其製成膠囊或錠劑服用，鮮少有液體狀。這點與台灣健康食品市場有很大的差別。

台灣及中國健康食品市場趨向以發酵方式獲取水果酵素，這種取得途徑在發酵的過程容易產生黴菌。液體狀的水果酵素受環境因素限制較多，品質較不穩定，不易保存。因此，台灣及中國二地生技公司為了延長「水果酵素飲」的保存期而在其中添加防腐劑，喪失「健康食品」的養生宗旨，並且所標榜的功能幾乎是無所不能、無所不包，流於浮誇。這幾年來在台灣及中國掀起的「水果酵素飲」養生、排毒熱潮，使許多人在家自釀水果酵素飲。

台灣氣候潮濕又熱，如果發酵環境的濕度、溫度，以及無菌控制的措施不當，發酵過程除了容易產生黴菌外，還會受到其他有害細菌的污染。不但自家所釀造出的液狀水果酵素未必有益健康，就連整廠設備不足的生計公司所釀製的水果酵素飲都未必安全。因此常有人飲用水果酵素後腹瀉、腹痛、頭痛、嘔吐、噁心。有些黴菌、細菌釋放的毒素會抑制肝臟排毒，造成肝臟受損，嚴重時甚至可能引發急性肝、腎衰竭或多重器官衰竭，不得不謹慎。

酵素的種類與作用		
名稱	作用	代表酵素
代謝酵素	細胞代謝，可促進新陳代謝，幫助排除代謝廢物。	細胞色素 P450 系列酵素。
消化酵素	促進營養素分解與消化，避免食物囤積在胃及腸道，造成毒素，影響健康。	胃液素蛋白酶、胰蛋白水解酶、澱粉酶、胃脂肪酶、胰脂肪酶。
水果酵素	分解蛋白質與蛋白質結構物質。	鳳梨酵素、木瓜酵素。

（三）維生素與礦物質——揭開化學合成維生素、礦物質增加肝毒素的真相

礦物質因人體每日需求量的不同，區分為「宏量礦物質」和「微量元素」。鈣、鎂、磷、鉀、硫、氯、鈉等礦物質在人體每日的需求量不得低於 100 毫克，稱為「宏量礦物質」；鋅、銅、錳、鐵、鈷、氟、鉬、碘、鉻、硒等礦物質在人體的每日需求量低於 100 毫克，稱「微量元素」。

市售的礦物質與維生素，依分子結構的不同又可分為天然成

分與化學成分。天然成分容易被吸收，產生的代謝毒素低，但價格相對於化學成分的產品高出許多倍，味道較強，有天然的本草味，且每批產品的錠劑顏色可能有些許差異，這是因為植物自然生長，因採收季節不同，所含的天然色素也不盡相同；化學合成的礦物質與維生素通常沒味道或帶有藥味，每批商品的錠劑顏色無差異或差異甚微，不易被人體吸收利用，因此產生的肝毒素較高，長期服用反而可能損傷肝功能。

所謂天然成分並非專指原始存在於自然界中的分子結構，也包含以自然界中的動植物分子結構在實驗室合成另一種分子結構的營養素；例如，維生素 C 有抗壞血酸（Ascorbic Acid）與抗壞血酸鈣（Calcium Ascorbate）兩種，抗壞血酸是存在於自然界中的天然維生素 C，許多種水果都含有很高的抗壞血酸，如奇異果、草莓、柑橘類等。

維生素 C（Ascorbic Acid）

是人體重要的抗氧化及抗癌物。然而，抗壞血酸需要鈣質的作用，人體才能吸收利用，因此長期服用抗壞血酸、高劑量抗壞血酸會損耗體內大量鈣質，造成骨鈣過低，影響骨骼重建，誘導骨質疏鬆。這就是為什麼有人服用高劑量的抗壞血酸後，會覺得腰痠背痛的原因；也是**每日喝一杯柳橙汁可能提高骨質疏鬆症風險的緣故**。

抗壞血酸鈣（Calcium Ascorbate）

為了避免長期服用抗壞血酸或高劑量抗壞血酸造成骨鈣流失，專業的健康食品公司會選擇事先以天然成分的檸檬酸鈣或碳酸鈣在實驗室合成抗壞血酸鈣，作為專業維生素 C 配方或綜合維生素與礦物質的原料。在專業人員的操作與監控下，高劑量抗壞血酸鈣作為治療用途，依個人需求不同，每日最高劑量可能高達 10,000 毫克／mg。

維生素 B12（Cobalamin）

在自然界中的維生素 B12 為 Cobalamin。輔酶形式、天然成分的維生素 B12 稱為 Methylcobalamin，具高活性，容易吸收，被使用於高單位、專業性的特殊配方保健品，通常具有特殊療效，價位也較昂貴。化學成分的維生素 B12 稱 Cyanocobalamin，非常廉價，雖不易被人體利用，卻普遍被用於健康食品或保健食品市場。

人體自然生成的維生素 B12 需仰賴腸道益菌（又稱益生菌）的參與、胃酸的消化及胃壁細胞分泌的內在因子（Intrinsic Factor，IF），才能讓食物中所含的維生素 B12 或口服維生素 B12 在小腸被吸收，並在小腸的末端——迴腸產出，輸送到肝臟。

內在因子是一種醣蛋白，胃酸也是由蛋白質合成。即使大量食用富含維生素 B12 的食物，甚至服用維生素 B12 補充劑，但缺乏蛋白質仍可能造成胃酸過低、消化不良，內在因子分泌不足而引發維生素 B12 過低，導致惡性貧血。因此補充維生素 B12 前，最好先確定並無蛋白質缺乏、胃酸過低等情況。

素食者很容易造成蛋白質缺乏、維生素 B12 過低，肝臟排毒功能趨緩，建議可以合併服用蛋白質營養補充品及口服維生素 B12。在專業人員的操作與監控下，以高劑量輔酶形式的天然維生素 B12 作為治療用途，依個人需求不同，每日最高劑量可能高達 500 毫克／mg。

菸鹼酸（Nicotinic Acid）

是第三個被發現的維生素 B 群，故稱維生素 B3（Niacin）。在維生素 B 群中，B3 的穩定性很高，和維生素 B12 相同，比較不怕加溫受熱。菸鹼酸的發現與當時盛行的糙皮症（Pellagra）有關。菸鹼酸能治療糙皮症，因此又被稱為糙皮症預防因子（Pellagra Preventive Factor，PP）。必需氨基酸——色氨酸可合成維生素 B3 。

菸鹼酸是天然的維生素 B3，能擴張血管，加速血液循環，促進能量代謝，服用後經常產生全身發熱、皮膚發紅，甚至出現頭暈、頭痛的熱沖刷效應（Flushing），使人相當恐慌，不敢持續服用。高劑量的菸鹼酸（通常高於 50 毫克／mg）熱沖刷效應更強，更讓人無法承受。

近年來，有不少健康食品公司以此作為噱頭，在研討會現場利用菸鹼酸的熱沖刷效應誇大健康食品的療效，宣稱服用產品後可以馬上啟動肝臟排毒，皮膚瞬間發紅，促使毒素立即排出，熱量立刻提升，身體也感覺暖和起來。其實這些廠商只是在產品中添加了高劑量的菸鹼酸而已。

我曾親眼見識過這樣的騙術，心想東方人的確較西方人喜歡新穎的事物。新藥上市，西方人通常不敢嘗試，害怕新藥可能帶來的未知副作用；東方人則認為新科技、新醫術，應該比較有效而勇於嘗試。熱沖刷效應可能嚇倒西方人，而不敢服用菸鹼酸，特別是患有心肌血管疾病者，害怕讓病情加重，才會有後來的釋放緩慢（Time-Release Form）的維生素 B3——煙酸肌醇酯（Inositol Hexanicotinate）被用來取代快速釋放的菸鹼酸。

在健康食品公司的炒作下，不少人似乎相信熱沖刷效應越強越好，表示療效越佳。套句中醫術語，就是「瞑眩反應」越強越有效。當然，消費者根本不知道這其實是菸鹼酸產生的熱沖刷效應，還以為是什麼仙丹靈藥有這樣的神效。維生素 B3（菸鹼酸）口服後，僅需約三十分鐘，血液中的菸鹼酸濃度就能達到最高峰。

另一種天然輔酶形式的維生素 B3（煙酸肌醇酯）在口服後，則需六至十小時，血液中的菸鹼酸濃度才能達到最高峰，這是因為釋放緩慢，不會造成熱沖刷效應，不過臨床發現維生素 B3（煙酸肌醇酯）長期服用可能損傷肝臟。

維生素 B3 的確要服用菸鹼酸效果較好，且確實能產生熱沖刷效應的維生素B3，表示療效越強。身體較健康的人服用菸鹼酸產生的熱沖刷效應較強，健康情況較差的病人通常需使用高劑量或累積到一定劑量才會產生熱沖刷效應，這是因為身體極需要菸鹼酸，而已將菸鹼酸耗盡。因此**「熱沖刷效應」對健康情況較差的病人，往往成為一種「好轉反應」的指標。**

習慣飲酒者，尤其是酗酒者最易損耗維生素 B3 ，造成三酸甘油酯、膽固醇過高，損害肝臟，應該適時補充維生素 B3。只有高劑量菸鹼酸（高於 50 毫克／mg）才能讓「好的膽固醇」——高密度脂蛋白（HDL）提升；讓「不好的膽固醇」——低密度脂蛋白（LDL）下降，達到穩定膽固醇、淨化血液中的膽固醇。

高劑量菸鹼酸不但熱沖刷效應越強，也讓熱沖刷效應更持久，直到體內累積足夠劑量時，熱沖刷效應便不再產生。不過對心肌血管疾病患者，必須特別小心服用，避免熱沖刷效應嚇到患者，反讓病情加重。

開刀前兩週必須停止服用高劑量菸鹼酸，以免開刀期間出血過多。

除了煙酸肌醇酯和菸鹼酸以外，還有另一種化學結構的維生素 B3（Niacin）稱菸酰胺（Niacinamide，又稱菸鹼醯胺）。菸鹼酸服後可以在體內轉化成菸鹼醯胺，在轉化的過程會同時釋放毒素，因此菸鹼醯胺的藥理毒性較菸鹼酸小，也不會產生熱沖刷效應；但**菸鹼醯胺無法降低膽固醇**。其他功能並沒有什麼差別。

《Niacin: The Real Story》（維生素 B3 的真實故事）一書的作者之一 Dr. Abram Hoffer 博士自 1952 年起，收集了許多他個人西醫生涯的臨床案例，**證實高劑量維生素 B3（菸鹼酸）確實能有效治療精神疾病及降低膽固醇**。總結他多年的臨床經驗，甚至需要每日 3,000 到 9,000 毫克／mg 超高劑量才能產生強效。如果比較政府頒布的營養素攝取建議一覽表，應該會發現這劑量竟然高出約 100 倍。在專業人員的操作與監控下，維生素 B3 作為治療用途，依個人需求不同，每日最高劑量可能高達350 毫克／mg。

能協助排除重金屬的維生素與礦物質

1. 維生素 A、E、C 與 B 群。
2. 鈣、鎂、鋅、鉻、錳、鉬、硒等礦物質。

可以激發肝臟排毒第一個程序（分解毒素）的維生素與礦物質

1. 維生素 C、B1、B2、B3、B6、B12。
2. 鎂、鋅、銅等礦物質。

可以提升肝臟排毒第二個程序（排除毒素）的維生素與礦物質

1. 維生素 C、B2、B5、B6、B12、E、葉酸。
2. 鈣、鋅、錳、鉬、硒（Selenium）等礦物質。

可以用來抑制鈣結石的礦物質

鉀、鎂、維生素 B6、維生素 C。

可以用來的排除輻射殘餘的礦物質

碘（碘化鉀）、硫。

（四） 抗脂介質

抗脂介質（Lipotropic Agents）是促進膽汁流暢及肝臟代謝脂肪的營養素。這類營養素包括：葉酸、維生素 B6、B12、甜菜鹼、膽鹼、甲硫氨酸等。肝臟是製造膽汁、消化脂肪，代謝蛋白質、分解與弱化毒素的主要器官。促進膽汁流暢、肝臟代謝脂肪作用能維持血液中膽固醇、血脂肪與三酸甘油酯的正常值，使血管通暢，減少肝臟負擔，提升肝臟排毒功能。

（五） 高抗氧化物——破除穀胱甘肽 (GSH) 口服營養素抗衰老、抗癌的迷思

肝臟排毒第一程序——分解毒素時，人體內會產生很高的自由基，使細胞受到氧化而凋零死亡。此時會需要很高的高抗氧化物，以清除自由基，協助肝臟排毒，維護大腦健康，降低大腦神經細胞受損，以及癌症罹患率。十字花科，如高麗菜、花椰菜（含綠色及白色）、球芽甘藍（抱子甘藍）、羽衣甘藍、青江菜、西洋菜、白蘿蔔、大頭菜、芥菜、芥藍菜、大白菜、小白菜、油菜等，含很高的抗氧化物吲哚（Indole-3-Carbinol），是

目前科學家已知能協助肝臟排毒很好的食物選擇。

常用於保健食品的高抗氧化物

1. 穀胱甘肽（GSH）。
2. 維生素A、C、E。
3. 類胡蘿蔔素：β-胡蘿蔔素、茄紅素（Lycopene）、葉黃體素（Lutein）、葉黃素（Xanthophylls）、蝦青素（Astaxanthin）等提取。
4. 植物類黃酮：槲皮素（Quercetin）、兒茶素（Catechin）、山奈酚（Kaempferol，又譯為山奈黃酮醇）、花青素（Anthocyanin）等提取。
5. 葉綠素提取。
6. 甜菜鹼（Trimethylglycine，TMG，又譯為三甲基甘氨酸）提取。

近年來由於全世界罹患憂鬱症、焦慮症、阿茲海默症、老人失智症、帕金森氏症等，精神疾病者有急速增多的情況，造成社會嚴重負擔，被視為三十年後比癌症更為棘手、耗損更多社會成本的疾病。這使得世界各大藥廠、各國學者及精神疾病專家都致力於研究精神疾病的病因與治療方法。雖然各派醫學有不同的研究成果與理論，但卻有共同點，就是相信**大腦的氧化是造成腦細胞受損的致病原因之一**。

如何提高人體，特別是大腦的抗氧化機能已刻不容緩。

穀胱甘肽

是人體非常重要的高抗氧化物。本書 Part 4「肝臟排毒」的穀胱甘肽共軛作用中，已經做了基本說明。穀胱甘肽是肝臟排毒用以分解止痛藥、尼古丁、抗生素、重金屬、清除自由基及抑制細胞氧化最重要的營養素，也是人體最重要的抗癌機能。人體內穀胱甘肽濃度充沛時，可增強肝臟整體的排毒功能，提升細胞抗氧化能力，保護大腦神經細胞免於氧化而受損、病變，影響大腦正常運作。

穀胱甘肽能促進免疫機能、延緩老化、預防自體免疫症候群、細胞病變、心血管疾病、老人失智症、帕金森氏症及癌症，是人體內最主要的抗氧化劑。然而，**穀胱甘肽只能靠肝臟由蛋白質合成，無法由食物或保健品中直接攝取**。健康食品市場標榜的穀胱甘肽營養素不過是提供合成穀胱甘肽所需要的蛋白質氨基酸而已。

事實上，不管我們提供肝臟哪些蛋白質氨基酸，都無法決定肝臟要如何使用這些原料。要用於合成荷爾蒙、神經傳導物質、代謝或消化酵素？還是用於排毒？我們的意志完全無法操控。更何況穀胱甘肽由三種不必需氨基酸：甘氨酸（Glycine）、谷氨酸（Glutamate）、半胱氨酸（Cysteine）合成，也就是說，**我們並不需要刻意服用這三種氨基酸營養素，肝臟就能依照平日由食物所獲得的蛋白質，依照人體需求，自動分解、合成穀胱甘肽**。

健康食品界用以提升人體及大腦抗氧化功能的其他營養素，

還包括植物類黃酮、葉綠素、甜菜鹼（三甲基甘氨酸提取）、類胡蘿蔔素和維生素 A、C、E 等提取。

（六）高抗輻射物

海藻類提取含豐富的碘化鉀（Potassium Iodide）與硫化物，具有良好的抗輻射效果。知名的品質優良、無污染的海藻類來源包括美國夏威夷藍藻、美國本土人工栽培的綠藻和加拿大大西洋岸的褐藻。

藍藻（Spirulina）提取

含豐富的完整蛋白質、胡蘿蔔素及其他維生素、微量元素，特別是碘化鉀與硫化物，可幫助排除人體輻射殘餘，且為鹼性食品，是中和酸性體質很好的食物。

綠藻（Chlorella）提取

富含葉綠素、完整蛋白質、胡蘿蔔素及其他維生素、微量元素，特別是碘化鉀與硫化物，可幫助排除人體輻射殘餘，且為鹼性食品，是中和酸性體質很好的食物。

有助血液淨化的食物	
類別	食物名稱
含硫豐富的食物	蛋、洋蔥、大蒜、青椒、黃椒、紅椒、豆莢科植物、黃瓜、海藻、白蘿蔔。
含高水溶性纖維的食物	梨、蘋果、豆莢科植物、燕麥麩、海藻、洋車前子、奇異籽。
含高抗氧化物的食物	甜菜根、紅蘿蔔、朝鮮薊、海藻、十字花科蔬菜、山桑子、覆盆子、蔓越莓、巴西莓、藍莓、葡萄籽。
十字花科蔬菜	白花椰菜、綠花椰菜、高麗菜、球芽甘藍、小白菜、大白菜、芥菜、大頭菜、蘿蔔、小蘿蔔（櫻桃蘿蔔）、西洋菜、芥藍、西洋菜。
柑橘類水果	柑橘、柳橙、葡萄柚、檸檬、萊姆、金橘、金錢橘、佛手柑等。
含維生素 B 群豐富的蔬果	無花果、棗子、李子、桃子、香蕉、鳳梨、花生、橄欖、豆莢科植物、酪梨（牛油果）、苜蓿芽、芽球甘藍、高麗菜、花椰菜、馬鈴薯、小麥胚芽、酵母菌等。
維生素 B3	豆莢科植物、無花果、棗子、酪梨（牛油果）、花生、李子、酵母菌、全穀類等。
維生素 B6	香蕉、李子、酪梨（牛油果）、花椰菜、馬鈴薯、高麗菜、甘蔗、小麥胚芽、酵母菌、全穀類等。
海草類	藍藻、綠藻、褐藻、海帶、海菜等。
含高維生素 C 的食物	奇異果、草莓、柑橘類、木瓜、鳳梨、芒果、紅椒、青椒、甘藍、綠花椰菜、白花椰菜、芽球甘藍等。

※「含高水溶性纖維的食物」請參考 Part 2「大腸排毒」中的膳食纖維一覽表（第 59 頁）。

結語

排毒理論與排毒療法起源於替代醫學（西醫以外的醫學統稱），在替代醫學領域中，排毒療法是最廣為使用的治療疾病方法之一。排毒理論基礎在於相信許多慢性疾病的發生來自於人體毒素的無法排除和累積，經歐美自然醫學強化、推廣後，「排毒」產品相繼問世，並在全球健康食品市場熱賣。直到今日「排毒」仍是自然醫學的重中之重。

醫學證實，人體毒素藉由血液循環滯留在腦部、脂肪組織、關節、免疫系統及肺、腎、肝等器官時，會造成頭痛、頭暈、記憶力減退、注意力無法集中、短暫失憶、關節痠痛、肌肉疼痛或僵硬、認知退化、運動失調、嗜睡、疲勞倦怠、易怒、情緒波動、失眠、腹痛、腹脹、腹瀉、皮膚粗糙、發胖等症狀。

人體毒素來源非常廣泛，包含空氣污染、水源污染、土壤污染、化學肥料、農藥、殺蟲劑、化學藥物、食品添加劑等產生的化學毒素及重金屬，也包括體內原蟲、細菌及腸道黴菌等製造的毒素，還包括人體自身新陳代謝產生的細胞毒素與食物代謝後產生的毒素等。肝臟及腎臟是排除這些毒素的重中之重，然而，皮膚、大腸、肺及淋巴循環卻是排除毒素的基礎。沒有這六大排毒管道的參與，就無法做到血液排毒，淨化血液。

自然醫學雖然偏重以營養素提取及食療協助打開人體七大排毒管道，達到預防疾病及治療效果。然而，自然醫學對食物的研究偏重在微觀的營養素，只講究每種食物中所含的營養素多寡及營養素組合，卻不似中醫宏觀，講究食物的溫、熱、寒、涼（稱作四氣）以及辛、苦、酸、甘、鹹（稱作五味）屬性。

中醫將食物依照四氣、五味的「藥性」與疾病、體質以陰、陽二分法區分。所謂治病必本於陰陽，食療的作用就是藉食物的陰陽屬性以平衡自身的陰陽。因此本書結合中醫理論，將中醫食療與自然醫學食療結合，以補足自然醫學的缺失，並提出西方自然醫學的迷思，以中醫理論及臨床實踐總結予以釐清、說明。畢竟西方自然醫學對中醫所學及理解實在有限，臨床療效遠不如中醫，但對華人的影響卻勝於中醫；受到華人的推崇更凌駕中醫。

所謂「大道至簡，放諸四海而皆準」，中醫的陰陽學說便是如此。「食療」若不論及「陰陽二分法」，「寒性體質」以「寒涼食物」作為食療，豈不是「寒上加寒」、「雪上加霜」？如何養生？**養生之道在於求取平衡、中庸；治病之道在於求取陰陽調和而已**。

排毒療法很複雜，涵蓋範圍之廣，本書已說明並列舉，至於應該使用何種方式，排毒程序又該如何進行，甚至該服用多少劑量的營養素，皆因人而異，應諮詢專業替代醫學從業人員，如自然療法師、自然醫學醫師。**本書宗旨在於提供讀者作為分辨健康食品及養生市場真偽的知識依據，以及藥物與食物組合的安全須知**。

排毒過程必須特別留意、謹慎食物與化學藥物的組合，以及藥物與藥物之間合併使用可能抑制肝臟排毒功能，而導致中毒死亡的風險。

替代醫學認為在有效的排毒療法後，經毛髮及血液檢測結果，應當顯示人體的重金屬、白血球、免疫球蛋白、紅血球體積、膽固醇、三酸甘油酯、血小板及氨基酸轉胺酶數據都趨向正常或改善。因此，排毒療法不僅是當事人主觀意識的自我感覺良好而已，而且必須是身體機能實際改善呈現在血液及毛髮檢測的客觀數據中。

排毒療法主要用於預防疾病與治療環境污染、藥物濫用與飲食不當等因素造成的慢性疾病，如過敏、氣喘、心肌血管疾病、失眠、憂鬱症、焦慮症、精神疾病、疲勞症候群、類風濕性關節炎、紅斑性狼瘡、皮膚病、糖尿病、消化功能異常、肥胖症、癌症等。錯誤的養生知識及不當、非專業的排毒，不但無法改善健康狀況，還可能加重毒素累積，使病情惡化或損傷健康。注重養生、追求健康者當謹慎。

參考書目

- Buzzed: The Straight Facts About the Most Used and Abused Drugs from Alcohol to Ecstasy, Fifth Edition by Cynthia Kuhn Ph.D., Scott Swartzwelder Ph.D., Wilkie Wilson Ph.D., Jeremy Foster (Foreword by), Leigh Heather Wilson (Foreword by) W. W. Norton & Company; 5th edition July 9, 2019.
- The Canadian Encyclopedia of Natural Medicine by Sherry Torkos, Bsc Phm 2013 Harper Collins Publishers Ltd, Toronto, Ontario, Canada.
- Modern Nutrition in Health and Disease by A. Catharine Ross PhD (Author, Editor), Benjamin Caballero MD PhD (Author), Robert J. Cousins PhD (Author), Katherine L. Tucker Ph.D. (Author), Thomas R. Ziegler M.D. (Author) 2012 Wolters Kluwer 11 edition U.S.A.
- Textbook of Ayurveda, Volume Three by Vasant Lad, M.A.Sc. 2012 The Ayurvedic Press U.S.A.
- NIACIN: THE REAL STORY by Dr. Abram Hoffer, Andrew W. Saul, & Harold D. Foster 2011 Basic Health Publications, Inc U.S.A.
- Essential of Human Anatomy & Physiology by Elaine N. Marieb, R.N., Ph.D., 2009 Pearson Benjamin Cummings U.S.A.
- The Hormone Diet by Natasha Turner, N.D. 2009 Essence Wellness Inc., Ontario, Canada.
- Sexy Hormones by Lorna R. Vanderhaeghe, MS & Alvin Pettle, MD 2007 Fitzhenry and Whiteside Limited, Ontario, Canada.
- Foods that Harm Foods that Heal by Dr. Joe Schwarcz & Fran Berkoff, R.D. 2006 Reader's Digest Association, Inc New York and Montreal, Canada.
- Prescriptiion for Nutritional Healing by Phyllis Al Balch, CNC 2006 Avery Pengium Group U.S.A.

- Human Diseases: A Systemic Approach by Mulvihill. Zelman. Helman. Holdaway. Tompary. Raymond 2006 Pearson Education, Inc., U.S.A.
- Staying Healthy with Nurition by Elson M. Haas, MD with Buck Levin, PhD, RD 2006 Celestiai Arts Berkeley, Toronto.
- The Encyclopedia of Healing Foods by Michael Murray, N.D., & Joseph Pizzorno, N.D. with Lara Pizzorno. M.A., L.M.T. 2005 Atria Books . New York, U.S.A.
- The Magnesium Factor by Mildred S. Seelig. M.D.,MPH & Andrea Rosanoff, Ph.D. 2003 Pengium Group (USA) Inc. New York.
- Ayurveda The Science of Self-Healing by Dr. Vasant Lad 2004 Lotus Press U.S.A.
- How to Prevent and Treat Cancer with Natural Medicine by Dr. Michael Murray, Dr. Tim Birdsall, Dr. Joseph E. Pizzorno, Dr. Paul Reilly 2002 Pengium Group (USA) Inc. New York.
- Dr. Jensen's Guide to Better Bowel Care by Dr. Bernard Jensen 1999 Bernard Jensen International U.S.A.
- Nutritional Healing with Color by Suzy Chiazzari 1999 Element Books U.S.A.
- Encyclopedia of Natural Medicine by Michael Murray, N.D., & Joseph Pizzorno, N.D. 1998 Three Rivers Press., New York, U.S.A.
- The Complete Book of Food Combining by Jan Dries & Inge Dries 1998 Element Books U.S.A.
- Allergies Disease in Disguise by Carolee Bateson-Koch DC ND 1994 Alive Books BC Canada.

身體文化 192

破除七大排毒迷思：中西融合獨家排毒養生法，讓你不用吃藥不生病

The Myths of The 7 Channels of Detoxification

作　　者—李芬蘭（Fen-Lan Franny Lee）
圖表提供—李芬蘭（Fen-Lan Franny Lee）
責任編輯—陳萱宇
主　　編—謝翠鈺
行銷企劃—鄭家謙
封面設計—兒日設計
美術編輯—菩薩蠻數位文化有限公司

董 事 長—趙政岷
出 版 者—時報文化出版企業股份有限公司
108019 台北市和平西路三段二四〇號七樓
發行專線—（〇二）二三〇六六八四二
讀者服務專線—〇八〇〇二三一七〇五
（〇二）二三〇四七一〇三
讀者服務傳真—（〇二）二三〇四六八五八
郵撥—一九三四四七二四時報文化出版公司
信箱—一〇八九九 台北華江橋郵局第九九信箱
時報悅讀網—http://www.readingtimes.com.tw
法律顧問—理律法律事務所 陳長文律師、李念祖律師
印刷—勁達印刷有限公司
初版一刷—二〇二四年八月三十日
初版二刷—二〇二四年十一月一日
定價—新台幣三八〇元

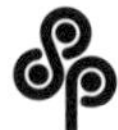

時報文化出版公司成立於一九七五年，
並於一九九九年股票上櫃公開發行，於二〇〇八年脫離中時集團非屬旺中，以「尊重智慧與創意的文化事業」為信念。

破除七大排毒迷思：中西融合獨家排毒養生法,讓你不用吃藥不生病 = The myths of the 7 channels of detoxification/ 李芬蘭(Fen-Lan Franny Lee)著. -- 初版. -- 臺北市：時報文化出版企業股份有限公司, 2024.08
面；　公分. -- (身體文化；192)
ISBN 978-626-396-484-6(平裝)

1.CST: 中西醫整合 2.CST: 養生 3.CST: 健康法

411.1　　113008932

ISBN 978-626-396-484-6
Printed in Taiwan